과민대장증후군

KB034194

과민대장증후군

초판 1쇄 인쇄 2022년 04월 11일
초판 1쇄 발행 2022년 04월 18일

지은이   정원조
펴낸이   김헌준
편 집   이숙영   디자인 전영진   일러스트 김다은
펴낸곳   소금나무
        주소 서울 양천구 목동로 173 우양빌딩 3층 ㈜시간팩토리
        전화 02-720-9696 팩스 070-7756-2000
        메일 siganfactory@naver.com
        출판등록 제2019-000055호(2019.09.25.)

ISBN 979-11-968141-7-5 13510

이 책의 저작권은 지은이에게 있으며, 무단 전재와 복제를 금합니다.
잘못된 책은 구입하신 곳에서 교환해 드립니다.
책값은 뒤표지에 있습니다.

소금나무는 ㈜시간팩토리의 출판 브랜드입니다.

대한민국 최고 명의 시리즈

과민대장증후군

정원조 지음

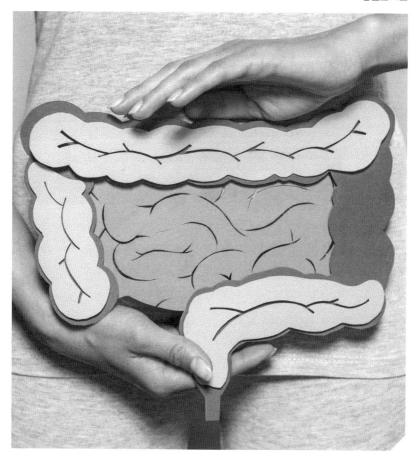

솔감나무

프롤로그

의학 정보와 지식이 넘쳐나는 세상입니다. 이 책을 집어 든 독자라면 과민대장증후군이 무슨 병인지 알고 싶어서가 아니라 특별하고 효과적인 치료법이나 약물에 의존하지 않고 치료하는 방법 등에 대해 관심을 가진 분들일 것입니다. 이 책은 그런 분들을 위한 것으로 인터넷을 검색하면 쉽게 접하는 과민대장증후군의 일반적 병증 지식보다 여기에서만 읽을 수 있는 독특한 내용을 다루고 있습니다. 즉 왜 내 병이 잘 낫지 않고 재발을 반복하는지, 지금까지 이 병에 대한 고식적인 양방, 한방 치료방식의 문제점들은 무엇인지, 그리고 체질적 관점에서 보는 이 병의 독특한 원인과 치료적 관점 및 방법 등을 담고 있습니다.

과민대장증후군은 생명을 위협하는 치명적 질환은 아닙니다. 그런데도 쉽게 치료되지 않아 환자 중엔 수년, 심지어 수십 년 동안 고생하시는 분이 많습니다. 치료된다고 하더라도 일시적이고 일정 시간 지나면 다시 재발을 반복하는 것이 이 병으로 오래 고생하는 이유입니다. 독자들은 이 질환이 난치가 되는 이유와 호전, 재발을 반복하는 원인을 읽게 될 것이고 양방과 한방치료의 차이, 또 한의학 치료 중에서도 전통 한의학 치료와 사상의학적 체질 치료의 차이, 그리고 나아가 의학 외적인 치료 방법에 대해서도 읽게 될 것입니다.

저는 체질적 관점에서 질병을 진료하는 사상의학 전문가로 다양한 질병을 봅니다. 그중에도 유독 이 과민대장증후군 환자들을 많이 치료하고 있습니다. 오래전 발간된 모 책자에 과민대장증후군을 잘 보는 향토 명의로 소개된 것을 계기로 전국적으로 비교적 많은 환자를 접할 수 있었기 때문입니다. 다른 병보다 더 오래 많은 임상 사례를 접하게 되면서 이 질환을 치료하며 쌓은 경험들은 치료방식의 새로운 통찰과 비결로 이어졌습니다. 그간 한의사를 위한 전문 서적들을 낸 바는 있지만, 일반 대중을 위한 책은 처음입니다. 이 책을 통해 본인의 경험과 지식을 나누고 싶고 이 질환으로 고생하는 환자뿐 아니라 현재 일선에서 치료에 종사하는 의료인들에게도 도움이 되기를 바라는 마음입니다.

2022.2.

북한산 예맥당 서재에서

운산 정원조

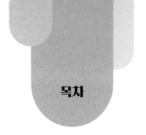

목차

과민대장증후군은 체질병

과민대장증후군은 신경성 질환

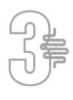

과민대장증후군의 일반적 치료

과민대장증후군의 한의학 치료

과민대장증후군의 체질별 치료법

과민대장증후군의 치료사례

과민대장증후군의
유형별 식이요법

치료 이외의 섭생법

과민대장증후군의 심리 치료

1

과민대장증후군은 체질병

널리 의학을 밝혀 집집마다 의학을 알고
사람마다 병을 알게 된 연후에야 가히 장수하게 될 것이다.

- 이제마

왜 난치이며
재발을 반복하는가?

　　온 국민의 7~15%가 고생하고 있다는 과민대장증후군. 이렇게 많은 사람이 고생하고 치료하는 의료기관들이 넘쳐나는데 왜 이 병은 생각처럼 쉽게 낫지 않는 것일까요? 병·의원이든 한의원이든 치료를 받아보면 일시적으로 효과를 보는 듯하다가 일정한 시간이 흐르면 다시 증상이 재발하는데 그 이유는 무엇일까요? 대장내시경이나 혈액검사를 해 봐도 특별한 이상 소견이 없다는데 정작 이 병으로 고생하는 분들은 너무나 고통스럽습니다.

　　이 질환의 특별히 까다로운 원인을 이해하기 위해서는 먼저 이 병이 오는 원인부터 알아야 합니다. 이 병으로 고생하시는 분들을 자세히 관찰하면 병증이 단순히 대장에 국한된 것이 아니라는 사실을 알 수 있습니다. 즉 복통이나 설사, 변비, 가스 같은 장 증상 외에도 불안, 긴장, 초조, 짜증, 우울 같은 심리적 불편함이 함께 있고, 심지어 불면, 두통, 월경불순, 배뇨 장애, 심계항진 같은 증상들을 함께 가진 경우를 많이 봅니다.

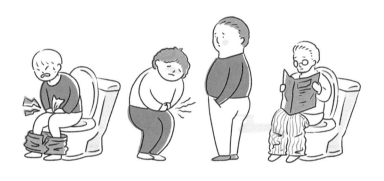

사실 과민대장증후군으로 고생하는 분들이 장의 병증뿐 아니라 동시에 심리적 문제와 신경 증상을 함께 갖고 있다는 것은 역설적으로 좋은 소식일 수도 있습니다. 왜 그럴까요? 정신, 심리적 증상 없이 단순히 장에 국한된 증상만 갖고 있다면 이는 과민대장증후군이 아닌 다른 대장질환일 가능성이 아주 높기 때문입니다. 예를 들어 만성 장염, 크론씨병, 궤양성 대장염, 결핵성 대장염, 장누수증후군 같은 대장질환들은 불안, 우울 등의 심리적 증상 없이 복통, 설사, 점액 변,

혈변 등의 장 증상만 나타납니다. 오심, 구토, 발열 같은 증상들도 있기는 하지만 이런 병증은 과민대장증후군에서 발견되는 정신, 심리적 병증과는 구분됩니다. 과민대장증후군은 아무리 병증이 심해지고 악화하여도 존래 생명을 위협하는 치명적 질환은 아니라는 말입니다.

반면에 크론씨병이나 궤양성 대장염 같은 대장 병은 현대의학으로도 매우 고치기 힘들고 암으로 악화하기까지 합니다. 그러므로 지금 내가 과민대장증후군으로 고생하고 있어도 치료만 잘하면 상대적으로 그런 병들보다 훨씬 수월하게 나을 수 있는 병이란 사실을 안다면 그나마 다행이라 생각할 수 있습니다.

그렇다면 왜 과민대장증후군은 치명적 질환도 아니면서 쉽게 치료가 안 되는 것일까요? 그 이유는 크게 두 가지입니다.

첫째, 이 병은 장 기능이 체질적으로 약하게 타고난 사람에서 주로 발생하기 때문입니다. 즉 병의 원인 중 하나가 체질에 바탕을 두고 있다는 말입니다. 이에 대한 자세한 설명은 차차 뒤에서 하겠지만 사람 중에는 선천적으로 장이 약한 체질이 있습니다. 이런 분들은 장이 자기 몸의 취약 부위이기 때문에 장을 중심으로 쉽게 문제가 발생합니다. 예컨대 약간 상한 음식을 먹었을 때 같이 먹은 사람은 별 이상 없는데 유독 자신만 쉽게 설사한다든지, 날 음식, 생랭한 음식을 먹거나 음주를 하고 난 다음이면 영락없이 장이 불편해지고 묽은 변, 잦은 설사를 하는 사람들이 그런 체질입니다.

둘째, 이 병은 단순한 장질환이 아니라 신경 및 심리적 원인이 작용해 생긴 대장과 신경의 복합질환이기 때문입니다. 두 가지 각기 다른 문제가 결합하여 질병을 발생시키기 때문에 치료가 간단하지 않습니다. 그러므로 치료는 신경·심리 문제와 장의 문제를 동시에 목표로 하지 않고 어느 한 가지만 해소하는 방법으로는 온전한 치료가 되지 않습니다. 다시 말해 이 병이 대장질환이라고 해서 장 증상의 해소를 치료의 목표로 설정하면 절대 낫지 않게 됩니다. 양방이든 한방이든 과민대장증후군을 장의 문제로만 보고 환자가 호소하는 복통, 설사, 변비, 가스 등 장 증상을 없애는 목표로 치료하면 반만 치료하는 것이므로 처음엔 치료가 되는 듯하고 낫는 것 같다가 다시 재발하고 악화를 반복하게 됩니다. 그러므로 이 병의 치료는 반드시 근본 원인이 되는 두 가지, 즉 신경·심리 문제와 장의 문제를 동시에 다스려야 온전한 치료가 됩니다.

치료 과정에서 복통, 설사, 변비, 가스 같은 장 증상이 완화되면서 동시에 우울감이 완화되고 불안, 짜증, 긴장이 없어지고 마음이 안정되며 머리도 안 아프고 잠도 잘 자는 상태가 될 때 비로소 이 병은 근원적으로 사라집니다. 병의 원인이 기본적으로 심리와 신경으로부터 시작해 선천적, 체질적으로 취약한 장에 영향을 미쳐 발생한 복합질환이기 때문에 약힌 장의 기능을 강화하고 동시에 심리와 신경 문제를 해결하는 양면적 치료가 입체적으로 진행되어야 하는 것입니다.

과민대장증후군
환자 이야기

　　오래전 이야기지만 아직 오십 대 후반인 남성 환자의 기억이 생생합니다.

　　진료실을 찾은 환자는 한눈에 보아도 중후하고 점잖은 분이셨습니다. 모 지방 도시의 높은 직책을 가진 분이었는데, 자신의 병증을 설명하면서 과민대장증후군 때문에 겪었던 매우 곤혹스러운 일을 이야기해 주셨습니다.

　　해외 산업 시찰차 동료 의원들과 해외순방을 나갔던 때랍니다. 관광버스를 타고 이곳저곳을 순방하던 중 다음 목적지로 향하던 버스 안에서 그만 복통, 설사가 몰려 왔습니다. 여느 때라면 급히 화장실

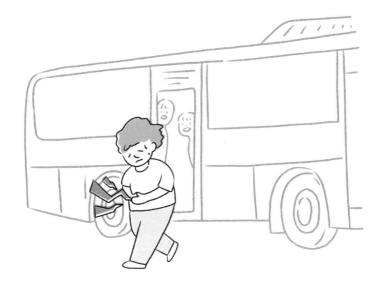

을 찾아야 했으나 상황이 외국이었고 그것도 버스 안이었습니다. 당
장 버스를 세워 달라고 할 수도 없었고 세웠다 한들 근처 화장실을
쉽게 찾을 수도 없는 노릇이었습니다. 빨리 다음 목적지에 도착하기
만을 간절히 기다리며 참고 견딜 수밖에 없었답니다. 그러나 일이 안
되려니까 다음 목적지가 유독 멀었던지 버스는 달리기만 했습니다.
환자 분은 참고 참다가 결국 버스 안에서 바지에 실례하고 말았습니
다. 생각해 보세요. 얼마나 곤혹스러운 상황이 벌어졌을까요? 밀폐
된 버스 안에 다른 동료 의원들이 앉아 있는데 예기치 않은 냄새로
힘들게 했으니 이 상황을 유발한 당사자는 등골에 식은땀이 날 지경
이었답니다. 지나간 얘기지만 지금도 당시를 생각하면 기억이 생생

해 고통스럽다고 합니다. 이분은 이미 과민대장증후군으로 고생한 지 수십 년이 되었고, 가끔 호전되고 괜찮을 때도 있었지만 때때로 증상이 재발하곤 해서 아예 지병으로 달고 산다 해도 과언이 아니라고 합니다.

이 환자의 이야기를 들어보면 자신이 장을 약하게 타고난 체질 같다고 합니다. 중학교 시절에 축구 시합을 보던 중 긴장이 됐는지 배에 진통이 와서 화장실을 두 번이나 달려갔더니 옆 친구가 왜 선수보다 네가 더 긴장하느냐 놀렸던 적도 있었고, 어디를 가든지 화장실이 어디인가부터 찾아 놓아야 안심이 되었답니다. 공연장, 행사장에 가면 일부러 가장자리에 자리를 잡았다고 합니다. 언제든 복통이 일어나면 옆 사람에게 폐 안 끼치고 중간에 나와야 하니까요. 남들에게 대 놓고 말하지 못할 이런 배변 문제로 고통당하는 환자들의 심정은 아마 본인이 아니라면 느끼기 어려울 것입니다.

장이 약한 체질

    우리가 마음먹고 관찰하면 주변에 의외로 장이 약하다는 사람들을 자주 볼 수 있습니다. 아이를 키워본 부모들은 자기 아이가 남보다 장이 약하면 경험을 통해 쉽게 알게 됩니다. 성장 과정에서 변비는 한 번도 경험한 적 없고 변이 묽으며 음식만 조금 바꿔도 설사를 자주 하면서 크는 경우 아이가 장이 약한 체질이라는 걸 알 수 있습니다. 이런 아이들이 소아기를 지나 성년이 되면 묽은 변을 자주 보거나 대변이 가늘며 하루에 여러 번 보기도 하고 음주 후에 설사, 무른 변이 되는 체질이 됩니다. 이런 현상을 통해 선천적으로 장이 약한 체질이 있다는 사실을 알 수 있습니다.

과민대장증후군은 전 세계 사람들의 7~15%가 이 병으로 어려움을 겪는다니 매우 흔한 병입니다. 조사에 의하면 20~30세 사이에서 가장 많이 발생하는데 비단 20, 30대의 젊은 환자뿐 아니라 오, 육십이 넘은 사람 중에도 여전히 많은 분이 고생하고 있습니다. 이렇게 젊었을 때부터 시작해서 수년, 수십 년 고생하는 분들이 많은 이유는 무엇일까요? 바로 이 병이 체질병이기 때문입니다. 체질병이란 선천적으로 취약하게 타고난 몸의 특정 부위가 어떤 병적 원인을 만날 때 쉽게 발병하는 것을 말합니다. 조금만 과식을 하거나 신경을 쓰면 쉽게 체하는 사람, 환절기에 유독 감기에 잘 걸리는 사람이라면 남들보다 선천적으로 위장기능이나 호흡 기능이 약하게 태어났기 때문입니다. 이런 분들은 어떤 원인만 주어지면 쉽게 위장병, 호흡기질환에 잘 이환됩니다. 이것을 체질병이라 하고 타고난 유전인자 때문에 생기는 유전병과 구분됩니다.

체질을 이해하기 위해 먼저 기질, 체질이란 개념부터 알아야합니다. 둘 다 선천적으로 타고나는 특질로서, '기질'은 타고나는 기품이나 마음의 성질을 말하고, '체질'은 타고나는 몸의 성질을 의미합니다. 이 둘은 모두 선천적으로 타고난다는 점에서 공통적입니다. 예컨대 같은 영아(嬰兒)라도 잘 웃고 쾌활한 아기가 있고 반면에 잘 보채고 예민한 아기도 있습니다. 이것은 타고난 기질의 차이입니다. 한편 적게 먹어도 살이 쉽게 찌거나 혹은 먹는 양에 비해 살이 잘 안 찌는 몸을 가졌다면 이는 두 사람의 체질이 다르기 때문입니다.

사람은 선천적으로 다양한 체질을 가지고 태어납니다. 어떤 사람은 소화기가 약하지만 비뇨생식기는 실하게 태어납니다. 어떤 사람은 호흡기가 취약하고 어떤 사람은 비뇨기가 취약합니다. 이에 따라 다양한 체질이 나타나게 되는데 태양인, 소양인, 태음인, 소음인의 사상체질로 나누기도 합니다. 그 외 알레르기 체질, 비만 체질, 위약한 체질, 몸이 찬 체질, 열이 많은 체질, 건성 체질 같은 다양한 체질이 있습니다. 이렇게 선천적 허실 부위를 가진 사람에게 내외로부터 어떤 병적 원인이 주어지면 평소 취약했던 부위에서 질병이 먼저 발생하게 됩니다. 유독 장이 민감하고 약하게 태어난 체질을 가진 사람이라면 과민대장증후군, 만성 장염, 궤양성 대장염 등 대장질환이 잘 발생합니다. 이런 체질의학적 관점은 현대의학뿐 아니라 중국 전통 한의학에도 없는 우리나라에만 있는 독특한 개념입니다. 체질의학에서 사람은 각기 다른 육체 조건을 가지고 태어난다는 사실을 전제하고 있고, 따라서 어떤 병에 이환되었을 때 개별적인 체질 특성에 기반해 각기 그 몸에 맞게 치료해야 한다는 관점입니다.

연변(軟便)경향자
경변(硬便)경향자

　평소 사람들은 특별히 불편을 느끼지 않으면 자신의 배변에 별 신경을 쓰지 않습니다. 하루 한 번 화장실 가는 것을 일반적인 배변 상태로 기준으로 할 때 하루에 두세 번씩 가거나 혹은 이삼일에 한 번 가는 사람도 꽤 많습니다. 다만 이렇게 배변 횟수가 많거나 적다고 하더라도 일상생활에 불편을 느끼지 않으므로 본인들은 비정상으로 인식하지 않습니다. 이런 분들에게 배변 상황을 물어보면 대부분 "대변은 정상으로 잘 봐요" 하고 답합니다. 물론 불편만 느끼지 않는다면 자주 가든 이따금 가든 정상입니다. 다만 배변 횟수나 변의 성상 (性狀)을 기준으로 "연변(軟便)경향자"와 "경변(硬便)경향자"로 나눌 수 있습니다.

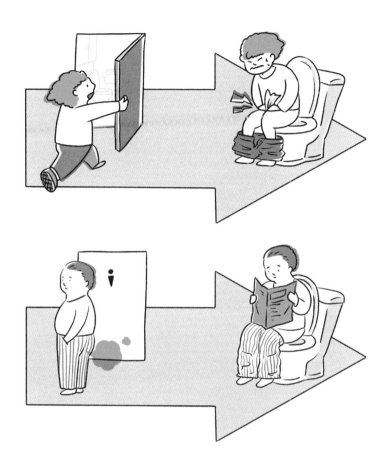

　평소 변이 무른 편이거나 활변이 잘 되면서 하루 한 번 이상 두세 번까지 배변하는 사람을 연변경향자로, 변이 굳은 편이고 이삼일에서 길게는 삼사일에 한 번 배변하는 사람을 경변경향자로 정의합니다. 이 두 가지 배변 경향은 "체질"이란 말로 대체할 수 있습니다. 즉

연변경향자는 "연변의 배변 경향을 가지고 태어난 체질", 경변경향자는 "경변의 배변 경향을 가지고 태어난 체질"로 바꿔 말할 수 있습니다. 두 가지 서로 다른 배변 경향은 "체질적"으로 타고난다는 의미입니다.

연변경향의 체질을 가진 사람이 과민대장증후군에 이환될 경우 병증이 주로 설사, 복통, 경련의 주증으로 나타납니다. 경변경향자 체질은 같은 과민대장증후군에 이환되더라도 변비, 헛배, 가스, 혹은 변비 설사의 교대 증상으로 나타납니다. 즉 평소 가진 배변 경향이 과민대장증후군이란 병증으로 이환되면 병적으로 심화한 양상으로 나타나는 것입니다.

배변이 늘 정상이어서 매일 빠짐없이 하루 한 번씩 정확하고 규칙적으로 본다는 분들도 있습니다. 그런 분들은 선천적으로 약한 장을 가지고 태어나지 않았기 때문에 이차적 병적 원인이 주어져도 과민대장증후군에 잘 걸리지 않습니다. 과민대장증후군은 선천적으로 약한 장 기능을 가진 사람들이 잘 걸리는 체질병이기 때문입니다. 한의사 중에는 태음인 체질을 가진 사람이 장이 약하기 때문에 과민대장증후군에 잘 걸린다고 하고, 팔 체질을 전공하는 분들은 목음, 목양 체질에서 가장 많이 발생한다고 하지만 이런 주장들은 난센스입니다. 단순히 몸의 특성을 의미하는 용어로서의 체질과 사상의학에서 말하는 체질을 같은 개념인 것으로 오인해서 나온 발상입니다. 이것은 위암, 위장병은 선천적으로 위가 약한 소음인 체질에서 가장 잘 걸리는 병이라는 주장과 같습니다. 그러나 위장병, 과민대장증후군 같은 병들은 감기, 기침, 요통과 같은 일상적 질병으로 어느 사상체질을 막론하고 다 걸리는 병이며 특정 사상체질에서 나타나는 질병이 아닙니다.

사상의학을 수십 년에 걸쳐 전문으로 진료한 경험으로 본다면 과민대장증후군에 유독 잘 걸리는 체질은, 소음인 중에서는 태음증 체질 병증이 있는 사람, 소양인이라면 망음 체질을 가진 사람, 태음인의 경우 위완한증을 가진 사람들이 특히 과민대장증후군에 잘 이환됩니다. 이는 과민대장증후군에 잘 이환되는 장의 기능이 약한 사람들이 네 체질에 골고루 분포하고 있다는 말입니다.

배변 경향을 아는 것이 치료의 핵심

어떤 사람들은 나는 지극히 정상이어서 매일 하루 한 번씩 배변하니 연변경향, 경변경향 둘 중 어디에도 속하지 않는다고 말합니다. 그러나 이 말은 맞는 것 같으나 틀린 말입니다. 연변자, 경변자와 연변경향자, 경변경향자란 용어는 구분되는 개념이기 때문입니다. 지금 대변을 정상으로 잘 보는 사람이라면 연변자도, 경변자도 아니지만 연변경향자. 경변경향자 둘 중 어디에는 속할 수 있습니다.

비유를 들어 설명하면 뚱뚱한 사람을 "비만인", 마른 사람을 "수척인"이라 정의할 때 정상 체중을 가진 사람이라면 비만인도 수척인도 아닙니다. 그러나 아무리 정상 체중인이라도 "비만경향자"나 "수척

경향자" 둘 중 어디인가엔 속합니다. "경향자"란 상황과 여건에 따라 그렇게 될 수 있는 특징을 가진 사람이기 때문입니다. 예를 들어 현재는 정상 체중이지만 과거 한때 과체중이나 비만까지 갔었던 사람이라면 비만경향자에 속한다 볼 수 있습니다. 이런 사람은 지금은 정상이라도 언젠가 상황과 여건이 바뀌면 과거의 한때처럼 다시 살이 찔 수 있으므로 비만경향자에 속하는 것입니다.

배변 경향도 이와 마찬가지입니다. 정상적 배변 형태를 보인 사람이라도 지나온 긴 시간 동안을 놓고 자신의 배변 상태가 어땠는지 관찰하면 자신이 연변, 혹은 경변의 경향자인지 알 수 있습니다.

임상에서 환자들의 배변 경향을 물을 때 정상이라고 대답하는 분들에게 "근래 배변을 묻는 것이 아니고 십 년, 이십 년 동안 길게 봤을 때 변비를 겪은 적이 많았나요? 아니면 가끔 설사한 적이 더 많았나요?"라고 하는 것도 그 때문입니다. 거의 매일 정상 배변을 하는 사람도 가끔 과식하거나 과음하면 화장실에 한두 번 더 가는 경우가 있다면 연변경향자로 구분됩니다.

체질의학 관점에서 진료하는 한의사들에게는 환자의 기본적인 배변 경향을 아는 것은 매우 중요합니다. 치료방책을 결정하는 데 있어서 환자의 체질 성향에 따라 치료방침이 달라지고 한증과 열증, 실증과 허증, 표증과 리증의 구분뿐 아니라 경변, 연변의 경향에 따라서도 처방 내용이 달라지기 때문입니다.

과민대장증후군의 발병 원인

선천적으로 약한 장을 갖고 태어났다고 모두 과민대장증후군에 걸리는 것은 아닙니다. 아무리 체질병이라도 어느 부분이 단순히 취약하다는 이유만으로 발생하지 않습니다. 반드시 내외적으로 이차적인 발병 요인이 발생하여 취약한 부위에 가세해야 그 결과로 병이 되는 것입니다. 이런 관점에서 본다면 과민대장증후군은 일차적으로 약한 장을 가진 사람에게 이차적으로 갈등, 분노, 긴장, 스트레스 등의 정신, 심리적 요인이 결합했을 때 두 요인이 복합적으로 작용하여 발생한 질병임을 알 수 있습니다. 장이 약한 분들이 지속적인 정신, 심리적 압박을 받는 상황이 생기거나 해소되지 않은 분노가 내면에 쌓이고 갈등과 긴장이 누적되면 그 결과로 복통, 설사, 헛배, 복부 경련, 가스. 변비, 변비 설사의 교대 같은 과민대장증후군의 병증을 유발합니다. 동시에 이런 분들은 그런 장 증상 외에도 불안, 긴장, 초조, 짜증, 우울 같은 심리적 불편함과 피곤, 두통, 요통, 긴급뇨 등 대장과 관계없는 증상을 함께 갖고 있기도 합니다.

그러므로 과민대장증후군이 주로 대장 부위 병증 위주로 나타난다고 해서 이를 단순한 대장질환으로만 인식해서는 안 됩니다. 그동안 병원이나 한의원에서 치료받았다가 결과가 만족스럽지 않았다면 이러한 복합적 요인을 무시하고 단순히 장 증상의 병증 제거 위주로 대장 치료에만 전념했기 때문입니다. 소위 원인을 무시한 대증치료 방식에 문제가 있었기 때문입니다. 이렇게 되면 치료 효과는 일시적으로 되고 병증은 호전과 악화를 반복하면서 수개월에서 수년 동안 지속됩니다. 그나마 다행스러운 것은 이 병은 다른 대장 병과 달리 치명적 질환은 아니어서 아무리 심각해도 생명까지 위협하지는 않는다는 점입니다. 다만 건강하고 행복해야 할 삶의 질을 현저히 떨어뜨리고 오랜 시간 고통을 주기 때문에 치료를 통해 해소되어야 할 필요가 있습니다. 치료는 선천적으로 체질에 따른 약한 장 기능을 회복시키면서 동시에 정신, 심리적 억압 상태의 해소를 목표로 하는 양면적 접근을 해야만 근본적으로 해결이 됩니다.

과민대장증후군
병증의 세 형태

　같은 과민대장증후군이라 할지라도 나타나는 병증은 사람마다 다릅니다. 즉 설사를 주증으로 하는 설사형, 변비를 주로 호소하는 변비형, 그리고 설사, 변비가 복합적으로 나타나는 설사 변비 복합형으로 나눌 수 있습니다. 그런데 임상 현장에서 환자들을 관찰한 바에 의하면 과민대장증후군 환자들의 증상은 그 사람이 갖고 있던 평소의 배변 경향에 따라 병증 양상이 다릅니다. 즉 연변경향자들은 설사형으로 나타나고 경변경향자들은 변비형으로 나타납니다. 그러므로 환자들이 어느 날은 변비형이 되었다가 어느 날은 설사형으로 갑자기 바뀌거나 하지 않습니다. 만일 병증이 상황에 따라 가변적으로 다양하게 변화한다면 구태여 환자들을 변비형, 설사형으로 구분할 필

요가 없습니다. 변비, 설사가 교대로 나타나는 세 번째 형태의 환자
들은 변비형의 변형(變形)으로 변비형에 속합니다. 그러므로 과민대
장증후군의 병증 양태는 크게 설사형과 변비형으로 나눌 수 있고 이
는 환자가 가진 선천적 체질 경향으로 인해 나타나는 현상입니다.

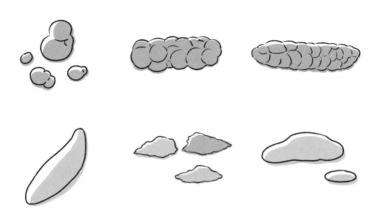

　　사람이 질병에 걸리면 선천적으로 갖고 있던 체질의 경향성은 더
심화하고 악화하는데, 평소 건강한 범위 내에서 경변, 연변의 경향을
보이고 있던 분들도 일단 병증으로 이환되면 본래 갖고 있던 경향성
이 심화합니다. 평소 조급한 성격인 사람이 심각한 상황에 부닥쳤을
때 더 조급해지는 것과 같습니다. 과민대장증후군을 체질병이라 하
는 것은 이처럼 평소 갖고 있던 체질적 배변의 경향성이 그대로 병증
으로 나타나기 때문입니다.

과민대장증후군은 이 세 가지 유형 외에 쉽게 가스가 차고 꾸르륵 거리는 소리가 나며 이로 인해 방귀가 잦으면 가스형으로 구분하기도 하고, 복통이 잦으면 복통형으로 구분하기도 합니다. 그러나 이런 증상들은 과민대장증후군 병증의 일반적 증상이므로 별도의 유형으로 구분하지 않습니다.

설사형
과민대장증후군

설사형은 과민대장증후군의 세 가지 형태 중에서 가장 많이 나타납니다.

설사는 장의 연동 운동이 항진되거나 장액의 분비과다, 장의 수분 흡수 능력 저하로 발생하는데 과민대장증후군의 경우 연동 운동이 이상 항진되어 장 내용물과 점막의 접촉 시간을 감소시켜 나타납니다. 이는 일종의 장운동 장애 현상이고 세균이나 독소로 인한 장 점막 손상으로 인한 설사와 구분됩니다.

앞서 설명한 대로 과민대장증후군의 설사형은 연변경향자 체질인 사람이 병증으로 이환될 때 나타납니다. 체질의학적 관점에서는 변비형에 비해 상대적으로 속이 냉한 편이고, 살이 덜 찐 체형의 사람 중에서 많이 발견됩니다.

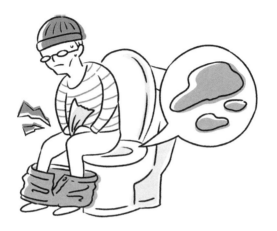

변비형
과민대장증후군

변비형은 과민대장증후군 중에 두 번째로 많은 형태입니다.

변비는 대변이 장내에 오래 머물러 배변 횟수의 감소, 배변 간격이 길어지고 대변 상태가 굳고 딱딱해 배출이 어려운 상태입니다. 대장 내 종양이나 염증, 유착 등으로 오는 기질적 변비가 있지만, 심리적 불안이나 생활환경의 변화로 오는 일과성 변비와 장운동의 부족으로 오는 만성 상습성 변비가 일반적입니다.

과민대장증후군의 변비는 단순히 변이 굳고 배변하기 어려운 중상만 있는 것이 아니라 변비와 함께 복통, 가스, 팽만감, 소화불량, 복부 불편감 등의 증상이 함께 나타난다는 점에서 일반 변비와 구분됩니다. 과민대장증후군의 변비형은 경변경향자 체질인 사람이 병증에 이환될 때 나타납니다. 체질의학적 관점에서는 설사형에 비해 상대적으로 속에 열이 더 있는 편이고, 살집이 있는 체형의 사람 중에서 상대적으로 많이 발견됩니다.

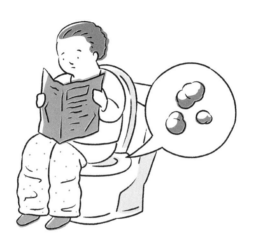

설사 변비 복합형 과민대장증후군

　　설사 변비 복합형은 설사와 변비가 복합적 증상으로 나타나는 형태로 과민대장증후군의 세 형태 중에서 제일 적게 나타납니다. 복합형은 나타나는 증상이 변비, 설사의 단순 형태가 아니라 복합적으로 나타나기 때문에 편의상 별개의 형태로 구분하지만 실제로는 변비형의 변형(變形)으로 변비형에 속합니다. 임상에서 환자들을 관찰하면 설사형의 과민대장증후군 환자들은 매번 설사의 병증으로만 나타나며 어느 경우에도 변비의 증상이 함께 나타나지 않습니다. 그러나 변비를 주증으로 하는 과민대장증후군 환자 중에서 일부는 설사, 변비가 복합적으로 나타나고 있어 설사 변비 복합형으로 따로 구분했습니다. 설사 변비 복합형은 장 기능의 무력과 운동 이상이 있는 변비형이 장 연동 운동의 이상 항진과 함께 나타나므로 변비형의 심화된 형태로 간주합니다. 따라서 설사 변비 복합형은 변비형의 변형이므로 치료 원리와 방침은 변비형에 준해 치료합니다.

가스 복부 팽만의 원인

과민대장증후군 환자들은 설사나 변비의 주증 외에도 공통으로 고통스러운 증상이 있습니다. 복부(배)가 부풀어 오르는 증상으로 마치 배속에 풍선이 부풀어 오르는 것 같은 감각입니다. 복부 팽만은 다른 증상 없이 배만 빵빵하고 가스가 차는 증상이 있는 것이 아니라 설사, 변비, 소화장애, 잦은 방귀, 트림, 헛배 부름, 복통 등 다른 증상들과 동반되어 나타납니다.

사람의 장에는 약 200ml가량의 가스가 있습니다. 이 중 대부분은 숨을 들이쉬거나 음식을 먹을 때 함께 삼킨 공기나 장내 세균이 음식을 분해하는 과정에서 생깁니다. 이런 가스는 보통 방귀나 트림을 통해 몸 밖으로 배출되지만 어떤 이유로 가스가 비정상적으로 많아지거나 혹은 적게 배출되는 경우 가스가 복부에 정체되면서 복통, 헛배부름, 더부룩함 등 복부 팽만 증상이 나타납니다. 그렇다면 가스가 비정상적으로 많아지는 이유, 그리고 잘 배출되지 못해 복부 팽만을 유발하는 이유는 무엇일까요?

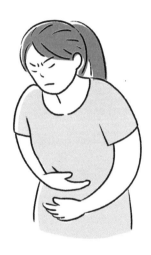

음식을 급하게 먹어 공기를 삼키는 양이 늘어나거나 탄산음료를 자주 마시는 것도 한 요인이 될 수 있습니다. 그러나 복부 팽만을 유발하는 가장 큰 이유 중 하나는 변비입니다. 변비가 발생하면 원활한 배변 작용이 이뤄지지 않아 복부에 오랜 시간 변이 정체되면서 숙변으로 장내에 노폐물이나 유해균 등이 쉽게 증식하여 배에 가스가 차

기 때문입니다. 변비의 90% 이상은 기질적 문제가 아닌 대장 기능의 문제이며, 배변이 대장을 통과하는 시간이 지연되면서 발생합니다.

한편 과민대장증후군의 변비형에서 나타나는 변비와 대장 기능의 문제로 발생하는 만성 기능성 변비는, 변비라는 증상 자체로는 같지만 구별되는 점이 있습니다. 기능성 변비 환자는 복통을 경험하지 않지만 과민대장증후군의 변비형은 보통 복통과 경련이 함께 오고 동시에 소화 장애, 잦은 방귀, 트림, 헛배 부름의 증상이 함께 옵니다. 그러므로 복부 팽만감, 배가 빵빵하고 배에 가스가 차는 증상이 소화 장애, 잦은 방귀, 트림, 헛배 부름, 복통 등 증상과 함께 나타나는 경우 과민대장증후군의 증상이 아닌지 진찰을 통해 확인하고 이에 대한 치료가 이뤄져야 합니다.

2

과민대장증후군은
신경성 질환

귀 기울여 들어준다면
우리 몸은 우리에게 분명하고 구체적으로 얘기한다.

- 삭티 거웨인

신경성 질환

앞 장에서 과민대장증후군은 선천적으로 장이 민감하고 약하게 태어난 체질을 가진 사람에게 발생하는 체질병이라 했습니다. 그러나 질병은 특정 부위를 약하게 타고났다는 이유만으로 생기지 않습니다. 약해도 평소 관리를 잘한다거나 이차적 질병 발생 요인이 가해지지 않는다면 병은 발생하지 않습니다. 그렇다면 장이 약한 사람에게 어떤 병적 요인이 발생했을 때 과민대장증후군이 발생하는 것일까요?

과민대장증후군 환자들을 진찰하다 보면 자신이 스트레스를 잘받는다거나 신경이 예민하다고 말하는 분들을 자주 만나고 그 외에

우울, 불안, 불면, 긴장 등의 신경 증상을 함께 가진 것을 자주 봅니다. 따라서 이 병은 단순한 육체적 문제뿐 아니라 정신 심리적 문제가 함께 결합하여 발생하는 심신(心身) 상관병이란 사실을 알 수 있습니다.

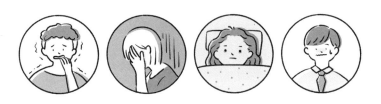

심리적 원인으로 신체적, 정신적 증상이 나타나는 질환을 소위 "신경성 질환"이라 합니다. 우리 몸은 스트레스나 심리적 요인, 감정적 갈등 요소들이 과도하게 만성적으로 작용하면 몸의 특정 기관 조직과 생리에 변화를 초래해 기능 이상이 발생합니다. 신경성 질환은 심리적 요인이 질병을 일으키는 직접 요인이 되거나 병을 악화시키고 회복을 지연시키는 질병입니다. 예를 들어 위장 신경증은 위장이나 소화기에 나타나는 신경증적인 반응 및 기능장애를 말하는데, 부정적 정서 반응이 장기간 계속되어 자율신경계 기능에 문제가 생겨 위장 운동과 기능에 장애를 일으킵니다. 증상으로는 소화불량, 속쓰림, 더부룩함, 구토, 설사 등이 나타나며, "신경성 위장병"이라 하기

도 합니다.

과민대장증후군은 크게 보면 위장 신경증의 하나로 위장관(胃腸管)이 아닌 대장을 중심으로 나타나는 증상입니다. 과민대장증후군이 난치가 되고 재발이 잘 되는 이유는 이렇게 육체적 체질 소인과 심리적 요인 두 가지가 복합하여 병을 일으키기 때문입니다.

신경성이란 병명이 붙는 병치고 간단한 병이 없습니다. 신경성 위염, 신경성 장염, 신경성 방광염, 신경성 두통 등 이런 병들은 수술로도 해결이 안 되고 약물로도 명쾌하게 무 자르듯 치료가 잘 안 됩니다. 병의 원인이 심리에 근거하고 있어서 정서 및 심리상태의 변화에 따라 영향을 받으므로 병증이 일진일퇴를 거듭하고 호전과 악화를 반복하게 됩니다. 그러나 한편으로는 신경성 질환이 다행스러운 측면도 있습니다. 병을 방치하거나 치료가 잘 안 돼 오래 지속되는 경우라도 병이 악화하여 급기야 생명을 위협하는 치명적 질환으로까지 되는 법은 없다는 점입니다. 생명을 위협하는 무서운 병은 아니지만 고통스럽고 골치 아픈 병이 소위 신경성 질환입니다.

기질성 질환과 기능성 질환

　증상이 심하고 견디기 어려우면 병원에 가서 진찰과 필요한 검사를 받습니다. 그런데 내시경 검사를 하면 약간의 염증 소견은 보이지만 궤양이나 종양이 발견되지 않아 나쁜 병은 아니니 염려하지 말라는 말을 듣습니다. 이렇게 검사 결과 기질적 원인 없이 병증만으로 고생하는 경우 진단명은 기능성 질환 혹은 앞서 말한 신경성 질환으로 내려집니다. 알기 쉽게 설명하면 자동차가 고장이 났을 때 차가 찌그러지거나 부서졌다면 기질성, 차는 멀쩡한데 기름이 없어서 못 움직이는 상태라면 기능성이 됩니다.

　영어로 기질성 문제를 Mechanical problem(메커니컬 프로블럼),

기능성 문제를 Functional problem(펑서널 프로블럼)이라 하는데 의학에서 질병을 크게 이 두 가지, 즉 기질성, 기능성 질환으로 나눕니다. 어떤 여성이 임신을 못 하는 난임(難妊)으로 고통받고 있을 때 가장 먼저 알아보는 부분이 이 여성의 난임증이 기능성인가 기질성인가입니다. 나팔관이 막혔거나 종양이 있으면 기질성 난임이 되고, 자궁에 아무 문제가 없는데도 자궁이 차거나 혈액순환이 부족한 것이 원인이 되어 임신이 안 된다면 기능성 난임입니다.

기능성과 신경성이란 용어는 같은 말은 아니지만, 의학적 진단명으로는 거의 같은 의미로 쓰입니다. 기질적 원인이 없으면서도 병 증상으로 고통스러울 때 기능성이란 병명이 붙고 이는 주로 정서적, 심리적 문제가 원인이 되어 나타나는 질병이란 의미에서 신경성이란 병명도 붙게 됩니다. 기능성 질환 중에 가장 흔히 발견되는 병이 "기능성 위장장애"입니다. 여기서 위장(胃腸)이란 위와 장을 동시에 표현합니다. 위는 상복부에 위치하고 장은 하복부에 있어 기능성 위장장애를 병변 위치에 따라 명명한다면 상복부 질환은 "기능성 소화불량" 혹은 "신경성 위장병"이 되고, 하복부 질환은 "과민대장증후군"이 됩니다. 그러므로 신경성 위장병과 과민대장증후군은 기본적으로 같은 질환입니다. 단지 나타나는 병증이 상, 하복부 어디에 중점적으로 나타나는가의 차이일 뿐입니다. 두 병이 기본적으로 같은 병이라는 말은 두 병을 일으키는 원인과 메커니즘이 같다는 의미입니다. 대부분 상, 하복부 둘 중 하나의 병증으로 고생하지만 드물게 두 병증이 동시에 나타나는 사람도 있습니다.

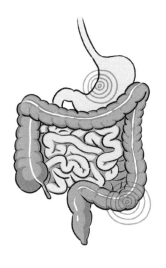

　상복부 질환인 기능성 소화 불량증, 혹은 신경성 위장병은 위내시경, 복부 초음파, 복부 CT 같은 검사를 통해 소화 궤양, 췌담도 질환, 소화기암과 같은 기질적인 질환이 아님이 분명할 때 확진됩니다. 기질적 원인이 없으면서도 만성적이고 반복적인 상복부 통증, 상복부 팽만감, 조기 만복감, 식후 포만감, 소화불량, 속쓰림, 오심, 구토, 트림 등의 증상이 1주일에 최소 3일, 3개월 이상 지속될 때 진단합니다.

하복부 질환인 과민대장증후군 역시 같습니다. 대장 내시경 등의 검사 과정을 거쳐 장벽에 궤양, 염증, 종양 등 기질적 소견이 발견되지 않는데도 복통, 설사, 변비, 장 경련, 복부 팽만 등 증상이 수개월 진행될 때 과민대장증후군으로 확신됩니다. 내시경 등의 검사를 통해 염증, 궤양, 종양 등이 발견된다면 크론씨병, 궤양성 대장염, 만성 장염 같은 기질적 질환으로 진단됩니다. 이런 기질적 대장질환들은 대장 벽에 실질적 문제가 있어 발병하므로 잠들었을 때나 깨어 활동할 때를 구분하지 않고 복통, 설사가 일어나는 반면, 과민대장증후군은 정서적, 심리적 요인에 의한 기능성 질환이므로 정신활동이 쉬고 있는 수면 시에는 복통, 설사가 거의 일어나지 않는 특징이 있습니다. 따라서 잠을 곤히 자다가 배가 아파 깨고 설사를 하는 사람들은 과민대장증후군보다 심각한 크론씨병, 궤양성 대장염, 만성 대장염 등의 병을 의심하고 정확한 진단을 받아야 합니다.

한편 과민대장증후군은 기능성 질환이므로 혈변이나 점액 변 같은 기질적 증상은 나타나지 않는다는 것도 특징입니다. 불면, 두통, 긴장, 불안 같은 정서적, 심리적 증상이 설사증과 동반되는 경우도 과민대장증후군의 특이한 증상입니다.

배변 이상과 자율신경 실조

　스트레스와 같은 정서적, 심리적 자극을 받으면 불안, 긴장, 초조, 분노, 슬픔, 우울 같은 부정적 감정들이 발생합니다. 이 감정들은 대뇌변연계에서 만들어진다 해서 '감정뇌(感情腦)'라고도 부르는데 본능적 욕구, 생리적 쾌감이나 불쾌감 등이 모두 여기서 생겨납니다. 한편 감정을 조절하는 이성과 지성은 변연계를 둘러싸고 있는 대뇌 신피질에 의해 조정되고 동시에 시상하부에 영향을 미칩니다. 시상하부는 체내 환경의 컨트롤타워 역할을 하는 곳으로 이곳에서 척수·연수의 자율신경을 통해 심장, 혈관, 호흡기, 소화기, 비뇨생식기 등 인체 기관에 지령을 전달합니다.

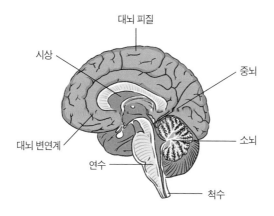

대뇌 피질

시상

중뇌

대뇌 변연계

소뇌

연수

척수

여기서 자율신경계란 대뇌의 조절 없이 독자적으로 기능해서 자율신경이라 명명되었고, 길항작용으로 서로 평형을 유지하는 교감신경과 부교감신경으로 이루어져 있습니다. 교감신경계는 신체를 긴장시키는 역할을 합니다. 교감신경이 활성화되면 혈압이 상승하고 심박수가 증가하며 동공이 확대되고 혈액이 근육으로 집중됩니다. 이는 인체가 위기 상황에 직면했을 때 급히 대처할 수 있도록 자동으로 몸을 제어하는 작용입니다. 부교감신경계는 교감신경계의 반대되는 작용을 합니다. 동공이 축소되며 심박수와 혈압이 감소하며, 혈액은 위장관의 연동 운동을 위해 소화액 분비를 자극합니다. 부교감신경계는 신체를 휴식, 이완시키는 역할을 담당하는 수면, 휴식, 식사와 관련된 신경계입니다.

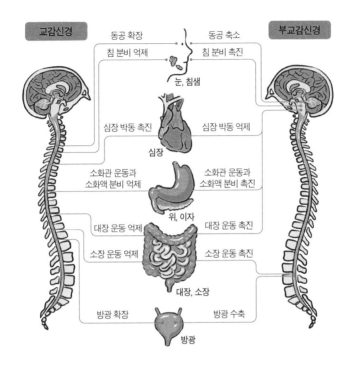

교감신경　　　　동공 확장　｜　동공 축소　　　　부교감신경

침 분비 억제　｜　침 분비 촉진

눈, 침샘

심장 박동 촉진　｜　심장 박동 억제

심장

소화관 운동과　｜　소화관 운동과
소화액 분비 억제　｜　소화액 분비 촉진

위, 이자

대장 운동 억제　｜　대장 운동 촉진

소장 운동 억제　｜　소장 운동 촉진

대장, 소장

방광 확장　｜　방광 수축

방광

　　극도로 흥분했을 때 숨을 씩씩거리고 혈압이 상승하는 것은 위험 상황에 대처하는 교감신경의 작용으로 호흡기, 순환기 작용이 항진된 결과입니다. 교감신경이 항진되면 길항 관계에 있는 부교감신경은 자동으로 저하됩니다. 따라서 흥분하면 소화 기능, 장 기능이 정지해 입맛이 사라지고 심하면 체하는 증상이 발생하는 것입니다. 교감신경 항진 상태인 운동 중이나 일할 때는 보통 소화, 흡수, 배변, 배뇨 등 기능은 억제됩니다.

스트레스 등 심리적 자극에 영향받아 시상하부로부터 받는 지령에 차질이 생기면, 업무 중이나 운동 중에도 대장, 방광의 움직임이 비정상적으로 활발해집니다. 이는 교감신경과 부교감신경이 정상적으로 작동하지 않아 발생하는 것으로 자율신경의 실조 상태입니다. 스트레스 상황에서는 일반적으로 배변이 억제되어야 정상인데, 거꾸로 장 기능이 자극되어 설사하게 되는 이유는 이렇듯 정상적으로 활동해야 할 자율신경계가 실조 상태가 되어 나타나는 현상 때문입니다. 이 상태에서는 위장뿐 아니라 자율신경이 지배하는 기관의 기능이 흐트러져 혈압의 변동이나 두근거림, 현기증 등의 증상이 나타납니다.

대장은 제 2의 뇌

사람의 행동이나 생각은 보통 뇌에서 내린 명령에 따른 것으로 알고 있습니다. 그러나 피곤할 때 단것을 먹고 싶어 하거나 싫은 일이 벌어지면 맛있는 음식을 먹고 힘내자는 생각은 두뇌가 아니라 장에 있는 신경계 시스템에 의한 것입니다. 그래서 장을 제 2의 두뇌라고 부릅니다. 식도에서 항문까지 연결된 길이 9m가량의 소화관에는 쥐의 뇌보다 5배나 많은 5억 개에 달하는 뉴런으로 이뤄져 있고, 장 신경계에는 뇌와 같은 양의 도파민을 생성하는 다양한 신경과 신경교세포 등이 있습니다.

스트레스를 느낄 때 초콜릿이나 기름진 음식을 요구하는 것은 장 신경계 시스템이 작용한 결과입니다. 장벽에 있는 내장 신경계는 소화를 조절하는 조직을 포함하고 있지만 장 신경계는 환경 변화에 따라 뇌와 별개로 개별 행동에 영향을 미칠 수 있습니다. 물론 장 신경계가 사람의 두뇌처럼 의사 결정을 좌우하는 것은 아닙니다. 예를 들어 번지점프를 할지 말지 결정을 내릴 때 공포를 인식하고 판단하는 것은 뇌의 일입니다. 그러나 과학자들의 실험 결과 쥐의 위장에 자극이 약한 화학물질을 투여하고 육체적 위험 자극을 주자 다른 쥐보다 우울증이나 불안 징후가 커짐을 발견했습니다. 장과 뇌 사이의 경로는 인간에서 쥐에 이르기까지 모든 포유류에서 매우 유사하므로 장 자체가 마치 두뇌처럼 감정에 영향을 미치는 기능이 있다는 것입니다. 따라서 장은 자기 신경계를 가지고 뇌의 감시 없이 독립적으로 작동할 수 있는 유일한 장기기 때문에 장을 제 2의 대장이라 부르는 것입니다.

뇌장 상관관계
(Gut Brain Axis)

장과 뇌는 서로 긴밀하게 연결돼 있습니다. 장과 뇌는 서로 영향을 주고받는 관계라서 이를 '뇌장 상관관계(Gut brain axis)'라고 부릅니다. 장에는 약 5억 개 뉴런이 존재하고 이를 장 신경계(enteric nervous system)라 합니다. 약 1,000억 개 뉴런으로 구성된 뇌를 제외하고 다른 부위보다 유독 신경이 많이 분포하기 때문에 장을 '제 2의 뇌'라고도 부릅니다.

장 신경계는 뇌와 같은 분량의 도파민을 생성하는 다양한 신경과 신경교세포 등으로 이뤄져 있고 뇌와 비슷한 수준인 40종에 달하는 신경 전달 물질을 합성합니다. 특히 체내 행복 호르몬으로 불리는 세로토닌의 약 95%가 장 신경계에 축적되어 있습니다. 장 건강이 나쁜 사람은 세로토닌의 생성에 지장을 받아 분비량이 적거나 붙어 있어야 하는 수용체에서 빨리 소실되면서 세로토닌 수용체 밀도가 낮아져 스트레스 대처 능력이 떨어지고 우울증, 강박장애들이 나타납니다.

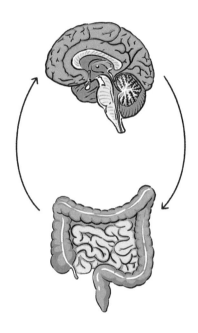

장(腸)에는 면역력을 좌우하는 면역세포의 70%가 존재하고 약 100종류, 100조 이상의 균이 서식합니다. 장내 미생물은 유익균, 유해균, 중간균으로 나뉘어 균형을 이루는데 이 장내 미생물의 균형

이 깨지면 몸에 이로운 유익균 군집이 붕괴하고 유해균이 득세하면서 염증과 스트레스가 발생해 암, 당뇨 등 각종 질병이 나타납니다.

장내 미생물의 분비물은 면역세포를 자극해 뇌에 영향을 주는 신호분자인 사이토카인을 분비하는 데 관여합니다. 이는 장내 미생물의 영향을 받는 장내 환경이 우울, 불안, 자폐증 증상 같은 정신 건강 상태와도 연관됩니다. 뇌가 스트레스를 받으면 그 자극이 장관 신경총으로 전달되어 장관 운동이나 지각이 민감하게 반응합니다. 그리고 장관이 반응하면 이번에는 그 자극이 역 경로로 다시 뇌에 전달됩니다. 즉, 스트레스 자극이 장관에 전해져 설사나 변비, 복통 등이 일어나면, 이번에는 그 증상들이 뇌에 스트레스를 주는 악순환이 되는 것입니다.

우울, 불안, 스트레스를 느끼면 스트레스 호르몬이 분비되고 그로 인해 장 투과성이 증가하여 장 건강이 악화합니다. 장내 세균의 불균형이 발생하면 장은 독소를 혈액으로 누출시킵니다. 이는 염증 수치를 높여서 신경염증에 악영향을 주고, 다시 우울, 불안, 스트레스를 일으키게 됩니다. 반대로 기분 좋은 상태, 숙면, 적당한 운동은 뇌의 행복 회로를 자극하여 도파민, 세로토닌, 멜라토닌 같은 행복 신경전달물질이 생성되고, 이는 장 점막을 탄탄하게 만들어 줍니다.

장과 뇌 사이에는 악순환이 되었든 선순환이 되었든 긴밀한 상관관계가 있습니다. 과민대장증후군이 있는 사람의 장은 예민한 상태라 뇌에 대한 자극에도 민감합니다. 일반 사람보다 민감하게 '뇌장 상관'이 일어납니다. 가벼운 스트레스에도 대장이 민감하게 반응하여 배변 이상이나 복통 등 복부 증상이 발생합니다. 스트레스 상태에서는 통증을 느끼는 수준도 민감해져 보통 정도로 느껴질 통증도 강렬한 통증으로 인식합니다. 이 증세로 인해 우울증이나 긴장, 불안과 같은 정신적 증상이 진행되는 경우가 많아집니다.

어떤 사람이 과민대장증후군에
잘 걸리는가?

과민대장증후군 환자들은 대체로 내성적이고 생각이 깊으며 걱정이 많고 소심, 예민하고 신중한 사람이 많습니다. 사람은 직장, 학교, 부부, 부모, 자녀, 이웃, 동호 모임 등 복잡한 인간관계에 둘러싸여 살면서 때로 긴장하고 화나고 불안해지며 스트레스받는 상황을 피할 수도 없고 이런 부정적 감정들을 해소하기도 쉽지 않습니다. 스트레스가 있어도 쉽게 해소하고 발산하는 경향을 가진 사람들은 과민대장증후군의 증상이 발생할 가능성이 상대적으로 낮지만, 발산시키지 못하고 혼자 끌어안고 내면적으로 해결하려는 사람일수록 과민대장증후군에 더 잘 노출됩니다.

완벽주의 성향을 지닌 사람들은 무슨 일을 하든 완벽히 하려는 마음을 갖고 있어 잘한 일이라도 자기 기준에 맞지 않으면 자신을 깎아내리거나 폄하하는 성격을 보입니다. 실현 불가능한 목표와 기준을 달성하고자 심리적 갈등이나 불안, 우울을 겪고 자신을 비난하고 열등하다고 인식함으로써 결국 부정적 정서에 쉽게 빠집니다. "꼭 성공해야 한다.", "이번 시험엔 반드시 합격해야 한다." 등 강박적 성격을 가진 사람들 역시 기대한 결과가 나타나지 않을 때 실망, 죄책감, 수치심, 분노 등이 쉽게 유발됩니다. 약속을 철저히 지키는 사람, 책상이나 방 정리를 반듯하게 잘하는 사람, 법과 규칙을 철저히 준수하는 사람, 물건을 잃으면 필요 이상으로 집착하고 찾으려 애쓰는 사람, 24시간을 시간 단위로 쪼개 계획대로 사는 사람들은 그런 성격의 긍정적 측면에도 불구하고 실생활에서 반복적인 실패가 이뤄지거나 기대치에 못 미치면 분노, 불안, 좌절, 긴장, 짜증, 우울의 감정이 자율신경 장애와 같은 신체 증상으로 이어집니다.

앞서 살펴본 바대로 대장의 기능 이상은 자율신경계 및 뇌와 밀접한 관련이 있습니다. 따라서 일상생활에서 스트레스가 많은 사람은 자율신경계를 쉽게 방해받고 두뇌로부터 받는 스트레스 자극은 대장에 직접적인 영향을 줍니다.

과민대장증후군의
진단 기준

과민대장증후군(irritable bowel syndrome, IBS)은 전통적으로 다음
세 가지 기준으로 진단합니다.

첫째, 기질적인 이상이 없다.
둘째, 기능성 장 질환이다.
셋째, 복통과 배변 형태의 변화를 동반한다.

그런데 최근에는 여기서 한 걸음 더 나아가 구조적 이상이나 생화
학적 이상, 과도한 염증이 없으면서 반복적인 복통, 복부 팽창, 무른
변이나 설사 혹은 변비를 특징으로 하는 만성 소화기 기능성 질환으

로 진단하고 있습니다. 새로 바뀐 진단 기준에 의하면 과거에는 장 내에 염증이 있으면 기질적 이상으로 판단하여 과민대장증후군에서 제외했었는데 현재는 심한 염증이 아니라면 이 병에 포함하는 것으로 바뀌었습니다

　과민대장증후군의 진단 기준은 로마 기준(Rome criteria)이 가장 많이 사용되는데 2006년에 제정된 ROME Ⅲ 기준 이후 10년이 지난 2016년에 새 ROME Ⅳ 기준이 발표되었습니다. 새 기준은 다음과 같습니다.

Rome Ⅲ	Rome Ⅳ
Recurrent abdominal pain or discomfort at least 3days/month in the last 3 months associated with two or more of the following criteria:	Recurrent abdominal pain on aver- age at least 1day/week in the last 3 months, associated with two or more of the following criteria:
1. Improvement with defecation	1. Related to defecation
2. Onset associated with a change in frequency of stool	2. Associated with a change in frequency of stool
3. Onset associated with a change in form (appearance) of stool	3. Associated with a change in frequency of stool
Note: criteria fulfilled for the last 3 months with symptom onset at least 6 months prior to diagnosis	

첫째, 나타나는 증상이 배변과 연관이 있어야 한다.

둘째, 배변 빈도의 변화와 함께 관련된 증상 발현이 있어야 한다.

(예를 들면 배변 빈도가 1일 3회 이상 또는 3일에 1회 이하를 의미)

셋째, 대변 성상의 변화와 관련된 증상 발현이 있어야 한다.

(평소보다 뚜렷하게 변이 굳은지 혹은 무른지를 의미)

마지막으로 위 세 가지 중 두 가지 이상의 증상이 반드시 있으면서 지난 3개월간 평균적으로 1주일에 1일 이상 반복적인 복통이 있고 기질적 질환의 가능성이 없는 경우를 과민대장증후군의 국제적인 진단 기준으로 정했습니다.

과민대장증후군과
구별하기 어려운 유사 질병

과민대장증후군은 생명을 위협하는 질병은 아니지만, 삶의 질을 떨어뜨리고 일상생활의 편안함을 빼앗아 고통을 줍니다. 그러나 과민대장증후군과 증상은 유사하지만, 생명을 위협하거나 예후가 안 좋은 질병들을 본 질병과 감별할 필요가 있어 소개합니다.

A. 장염(Enteritis, infectious diarrhea)

복통, 복부 경련, 설사, 혈변, 발열 등의 증세가 나타나는 급성 장염은 과민대장증후군 증상과 유사하지만, 혈변이나 발열 등은 과민대장증후군에서는 나타나지 않기 때문에 구분할 수 있습니다. 장염은 변패된 음식, 자극성 물질, 독소, 병원균 등에 의해 장에 염증성 질환이 발생한 상태를 말합니다. 그 외에 오염된 식수나 수영장 물을 통하여 감염되기도 하고, 생선, 피조개, 오징어에 들어 있는 '장염 비브리오' 등도 원인이 됩니다. 장염은 외부로부터 들어온 독성물질이 발생시키는 급성병이라 과민대장증후군과 쉽게 구별할 수 있지만, 급성 장염이 만성으로 이행되어 나타나는 만성 장염은 복부 팽만감, 복통, 설사, 가스 증상 등이 과민대장증후군과 유사하여 감별이 쉽지 않습니다. 만성 장염은 폭음, 자극성 음식, 양약의 과용, 비타민 결핍으로도 증상이 악화합니다.

B. 궤양성 대장염 (Ulcerative colitis)

궤양성 대장염은 만성 대장염의 하나로 치료가 간단하지 않고 예후가 안 좋은 질병입니다. 대장의 점막, 점막 하층에 궤양 또는 염증이 생기는 질환으로 대장 점막이 충혈되어 붓고 출혈을 일으키며 대장 점막에 다발적으로 궤양이 생깁니다. 항문 바로 위 직장에서 시작하여 안쪽으로 진행되어 점차 올라가 전 대장에 침범합니다. 만성 대장염이 자주 재발하는 경우 궤양성 대장염을 의심할 수 있습니다. 궤양성 대장염은 혈액과 점액을 함유한 묽은 변 또는 설사, 심한 복통, 탈수, 빈혈, 발열, 체중 감소 등의 증세가 나타납니다. 심하면 하루 10회 이상 설사를 하기도 하며, 피와 점액이 섞인 무른 변이나 피고름 같은 변이 나오기도 합니다. 이 병은 쉽게 치료되지 않고 재발을 잘하는 측면에서 과민대장증후군과 유사하지만, 피와 점액이 섞인 무른 변이나 피고름 같은 변, 즉 혈변은 과민대장증후군에서는 나타나지 않는 증상이므로 구분됩니다.

궤양성 대장염의 원인은 정확히 밝혀지지 않았으나 대장 벽이 면역학적 이상, 유전적인 요소가 영향을 미친다고 알려져 있습니다. 또한 불규칙하고 자극적인 식습관, 카페인 섭취, 스트레스 등과 관련 있다고도 알려져 있습니다. 최근에는 서구화되는 생활 습관으로 인해 발병 빈도가 급격하게 증가하고 있는데 거의 전 연령층에서 비교적 고른 발병 양상을 보이며, 20~30대의 연령층에서 약간 더 높은 발병률을 보입니다. 이 병은 약물 치료를 하더라도 3년 안에 75% 정도가 재발할 정도이고, 20년 이상 진행된 궤양성 대장염의 50% 정도는 대장암으로 진행될 정도로 예후가 불량한 질병입니다.

C. 크론병(Crohn's disease)

크론병은 입에서 항문까지 소화기관 전체에 발생할 수 있는 만성 염증성 장 질환입니다. 궤양성 대장염과 다른 점은 장의 모든 층에 염증이 침범하는 것입니다. 특징적 증상으로 증상기와 무증상기가 반복되는데 증상기에는 복통, 설사가 나타나지만, 무증상기에는 특별한 처치 없이도 회복되어 아무 증상이 나타나지 않는 것입니다. 복통은 간헐적으로 나타나는 산통과 유사하며 주로 하복부에 나타납니다. 설사는 약 85%의 비율로 나타나는데 일반 설사와 같고 고름이나 혈액, 점액이 섞여 나오는 경우는 거의 없습니다. 오심, 구토, 발열, 밤에 땀을 흘리는 증상, 식욕 감퇴, 전신적인 허약감, 근육량 감소, 직장 출혈 등이 나타납니다. 입안의 점막과 식도, 위 막에 염증이 생기기도 합니다.

크론병 원인은 아직 정확히 알려지지 않았으나 마이코박테리아 감염, 홍역바이러스 감염, 소화관 내에 정상적으로 존재하는 세균에 대한 과잉 면역 반응이 원인으로 여겨집니다. 젊은 사람들에게 흔히 발생하며 유전적 영향이나 환경적 영향을 받는 것으로 알려져 있습니다.

D. 대장암 (Colon cancer)

대장과 직장의 점막에 발생하는 악성 종양을 대장암으로 정의합니다. 대장암의 약 10~30%는 유전적 요인이고 이로 인해 발생하는 대장암에는 가족성 용종증과 유전성 비용종증이 있습니다. 가족성 용종증의 경우, 20~30대에게 잘 나타나며, 95%의 환자는 45세 이전에 발병합니다. 환경적인 요인으로는 과다한 동물성 지방과 육류(특히 붉은 고기) 섭취 등이 대장암의 발생을 촉진하는 인자로 작용합니다. 혈변(핏덩어리 또는 선혈이 섞인 변, 검은 변), 소화 장애, 복통, 배변 습관의 변화, 잔변감, 변 굵기 감소, 체중 감소, 점액 변 등의 증상이 나타납니다. 대장암이 진행되면 전신 무기력, 만성 실혈에 의한 빈혈 증상인 어지러움, 빈맥, 숨이 차는 증상이 동반됩니다.

E. 유당 불내증 (Lactose intolerance)

유당은 우유에 함유된 물질로서 유당 분해 효소인 락타아제가 부족한 사람이 유당을 섭취하면 복부 팽만감과 경련을 일으키고 설사를 하게 됩니다. 이러한 현상을 유당 불내증 혹은 유당분해효소결핍증이라 합니다. 우유나 유제품을 먹은 뒤 복통, 구역질, 설사, 가스, 복부 팽만감, 메스꺼움 등이 생기고, 유제품을 먹고 난 후 약 30분 정도가 지나 증상이 반복된다면 유당 불내증을 의심해 봐야 합니다. 보통 영아기에는 소장 내에 유당 분해 효소가 풍부하게 존재하지만, 이유기를 거쳐 점차 감소하는 경향을 보이므로 유당 불내증은 성인에게서 더 흔히 나타납니다. 유전적 소인이 있어서 어릴 때부터 나타나는 경우도 많고, 서양인보다 아시아인, 아프리카인에게서 더 흔한 경우가 많습니다.

F. 장 누수 증후군 (Leaky gut syndrome)

장 누수 증후군은 일명 '새는 장 증후군'이라고도 불리는 질병입니다. 촘촘하게 결합하여 있어야 하는 장 속 세포들의 결합력이 느슨해지면, 소화가 덜 된 음식, 각종 세균 같은 좋지 않은 것들이 몸속으로 새어 들어오게 됩니다. 결국, 몸에 들어오면 안 될 것들이 혈관을 타고 돌아다니며 팔다리로 가면 각종 염증과 통증을 일으킵니다. 또한 소화가 안 되고 가스가 쉽게 차오르며 설사도 자주 합니다. 장 누수 증후군은 아직 정확한 원인이 밝혀지지 않았지만 과민대장증후군, 크론병, 만성피로증후군, 음식 알레르기, 만성 염증 질환, 위산 분비가 저하된 사람에게 자주 나타난다고 알려져 있습니다.

과민대장증후군과 다른 대장질환과의 감별 조건

어떤 병증이 있을 때 심각한 질병이 아님에도 치명적 질환으로 의심하고 필요 이상으로 걱정하고 불안해하는 것도 불필요하지만, 반대로 중대한 질환임에도 적당한 자가 진단으로 가벼운 병으로 치부하는 것은 더 위험합니다. 배가 자주 아프거나 불편할 때 별것 아닌 증상으로 인식하고 치료를 안 하거나 자가 치료를 하는 것은 조심해야 합니다.

앞서 소개한 질병들은 설사, 변비, 복통, 가스 등의 증상이 과민대장증후군 증상과 유사하여 쉽게 오인될 수 있는 질환들입니다. 급·만성 대장염, 궤양성 대장염, 크론병, 대장암은 장의 점막 조직에 실질적인 염증, 궤양, 종양이 발생하는 기질적 질환이지만 과민대장증후군은 장 내시경으로 관찰했을 때 점막이 붉게 달아오른 소견만 보일 뿐 기질적 병변이 없는 기능성 질환입니다.

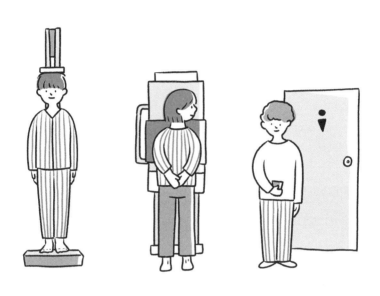

궤양성 대장염을 비롯한 염증성 장 질환은 겉으로 나타나는 증상만으로 진단할 수 없고 내시경 및 조직 병리 소견, 혈액 검사, 대변 검사, 영상 의학 검사 소견을 종합하여 진단합니다. 아래와 같은 증상들이 있다면 과민대장증후군이 아닌 기질성 대장질환일 가능성이 큽니다.

- 취침을 방해할 만큼 복통, 설사로 깨어나 화장실에 가야 하는 경우
- 혈변, 점액 변, 항문 출혈이 함께 나타나는 경우
- 48시간을 굶었는데 설사가 지속해서 나타나는 경우
- 과거에는 없다가 고령에 처음 복통, 설사의 증상이 발생한 경우
- 지사제를 먹어도 반응하지 않고 설사가 멈추지 않는 경우
- 발열, 관절통이 함께 나타나는 경우
- 원인을 알 수 없는 철 결핍성 빈혈이 생기는 경우
- 가족 중에 대장의 기질적 질환이 있는 기왕력 및 가족력
- 호전과 악화를 반복하지 않고 지속해서 증상이 악화하는 경우
- 특별한 이유 없이 6개월 이내에 예상하지 못한 체중 감소가 일어나는 경우

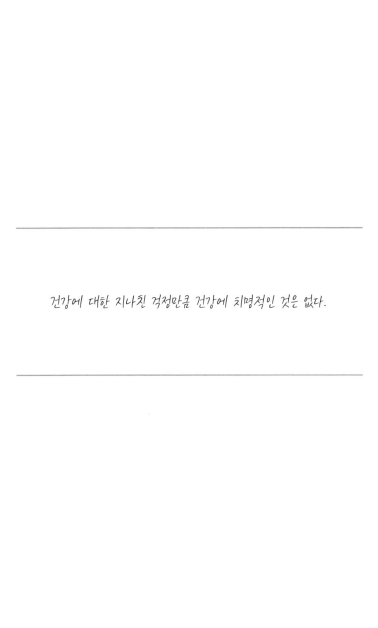

건강에 대한 지나친 걱정만큼 건강에 치명적인 것은 없다.

3章

과민대장증후군의
일반적 치료

거의 모든 사람들은 병 때문이 아니고 치료 때문에 죽는다.

- 몰리에르

과민대장증후군에
사용되는 주요 약물

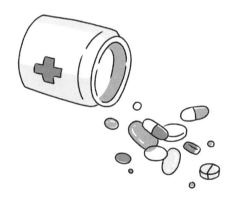

A. 항콜린제(진정제)

항콜린제는 신경전달물질의 일종인 아세틸콜린의 작용을 차단하
는 약물입니다. 신경전달물질을 차단하면 무의식적인 근육 운동과

다양한 신체 기능이 억제되는데 폐, 위장관, 요로 및 기타 신체 부위에서 무의식적인 근육 운동이 유발하는 것을 차단합니다. 항콜린성 약제는 소화, 배뇨, 침 분비 및 운동과 같은 다양한 기능에 영향을 주므로 과민성 방광 및 요실금, 설사 같은 위장장애를 치료하기 위해 처방됩니다. 따라서 과민대장증후군에서 대장이 자극받아 과하게 움직여 설사가 유발되고 경련을 일으켜 복통이 오는 것을 해소할 목표로 항콜린제를 처방합니다. 항콜린성 약물의 부작용으로는 혼란, 환각, 졸음, 정신착란, 기억 문제. 마른 입, 흐릿한 시야, 변비, 소변 곤란 등이 있습니다.

- 아트로핀 atropine
- 벨라도나 알칼로이드 belladonna alkaloids
- 벤즈트로핀 메실레이트 benztropine mesylate
- 클리디늄 clidinium
- 시클로펜톨레이트 cyclopentolate
- 다리페나신 darifenacin

B. 항연동 운동제

대장의 연동 운동을 억제해 설사 방지에 큰 효과가 있어 비특이성 설사 및 만성 설사 치료에 사용됩니다. 장관 근육에 직접적으로 작용하여 연동 운동을 억제하고 장 점막을 통한 전해질 및 수분의 이동을 증가시켜 변의 용적을 감소시키는 작용을 합니다. 또한 점성을 증가시키며 수분과 전해질 소실을 줄이고 말초의 운동성을 억제해 염증성 장 질환과 관련된 급·만성 설사, 만성 기능성 설사, 장 절제 후이 만성 설사, 기질성 병변에 의한 만성 설사 등에 사용됩니다.

로페라마이드는 지사제의 일종으로 장관의 운동성을 감소시켜 장 내 수분 및 전해질이 흡수되는 시간을 늘려 다량의 수분이 대변으로 빠져나가는 설사 증상을 완화합니다. 설사의 원인을 치료하는 것이 아니고 증상만 감소시키므로 설사가 멈추면 투여를 중단해야 합니다. 부작용으로는 어지러움, 변비, 복부 경련, 오심 등이 있습니다.

• 염산 로페라마이드 loperamide hydrochloride

C. 정장(整腸)약

대장 내에 부패균이 증가하고 냄새가 강한 방귀가 나오는 경우 여러 가지 장내 세균의 균형을 조정하여 냄새를 방지하고 변비, 복부 팽만감 등 배변 활동을 조절합니다. 특히 설사나 장내 이상 발효 같은 증상을 가라앉히고 장의 소화, 흡수, 운동 기능을 향상시킵니다. 장내 살균제, 유산균 제제, 하제, 지사제 등이 단일제 또는 복합제의 형태로 이루어져 있습니다. 유산균 제제의 경우 장내에서 젖산을 생성시키고 장내 산성 조건을 유지하면서 병원미생물의 발육을 저지하고 정상적인 장내 세균총이 자리 잡을 수 있도록 합니다.

- 장내 살균제: 베르베린, 아크리놀, 크레오소트, 니푸록사지드, 니푸르지드 등
- 유산균 제제: 락토바실러스 속 11종, 비피두스 속 4종, 락토코쿠스 속 1종 등

D. 지사제

원인균에 작용하여 원인 치료를 하는 살균제·항생물질 등과 장관 내에 작용하여 설사를 멎게 하는 제제 등으로 구성됩니다.

- 수렴제: 타닌산, 알부민 등으로 변비 치료제로 쓰이나 과민대장 증후군 또는 결장 조루술 후 대변의 경화 정도를 개선하는 목적으로 쓰입니다.
- 흡착제(메틸셀룰로스): 장관 내의 수분을 빨아들이는 것으로 카올린, 펙틴, 비스무트염 등이 있으며, 비스무트염의 경우 여행자 설사에 효과가 있으나 다량 투여되면 신경계통에 이상을 일으킬 수 있습니다.
- 아편 및 아편 유도체: 아편 제제는 중추에 작용하여 소장 운동을

저하해서 장관 내 통과 시간을 늘려주며, 장액의 분비를 억제하는 작용을 합니다. 남용하게 되면 결장이나 질병 기간의 연장, 궤양성 대장염 등을 일으킬 위험이 있습니다.

E. 변비약

대변 연화 약물로 산화마그네슘을 사용하는 경우가 있기도 합니다. 카르메 로스나트륨은 대변을 팽창시켜 부드럽게 해줍니다. 완화약에는 센나, 센노시드, 피코술파트나트륨, 다이오 분말 등이 있는데 이들은 자극이 강해 복통을 증가시킬 수 있습니다. 변비가 매우 강한 경우에 한 해 가능한 한 소량을 사용해야 하고, 변비로 복통을 동반하는 경우는 변 연화제와 함께 항콜린제를 함께 쓰기도 합니다.

F. 항불안제

항불안제는 만성적 증상에 대한 불안이나 초조감을 완화하고 증상이 나타나기 쉬운 상황에 대한 예기 불안을 줄여 줍니다. 또한 불안, 긴장, 초조 등의 증상을 완화해 줍니다. 불안, 긴장, 급성 스트레스, 공황 상태에 쓰이고 수면 장애 시에도 쓰입니다. 내시경이나 치과 치료와 같은 시술 전 또는 수술 전에 긴장감이나 불안감을 줄여주는 작용이 있고 알코올 금단증상을 개선해주는 등 기타 다양한 목적으로 처방될 수 있습니다. 장기간 사용하면 신체적 및 심리적 의존성을 유발하며 복용을 중단하면 발한, 구토, 설사, 신경질, 경련, 복통, 근육통, 환각, 간질 등의 금단 증상이 나타날 수 있습니다.

- 벤조다이아제핀: 알프라졸람, 클로르디아제폭사이드, 클로라제페이트, 다이아제팜, 로라제팜, 클로나제팜 등
- 선택적 세로토닌 재흡수 억제제: 플루옥세틴, 설트랄린, 파록세틴 등
- 삼환계 항불안제: 클로미프라민, 이미프라민 등

G. 항우울제

항우울제는 우울한 감정에 지배되는 억울감을 소멸시키는 작용을 하는 약으로 여러 가지 신경전달물질을 활성화해 항우울 효과를 나타냅니다. 우울증, 조울증을 비롯하여 강박신경증, 공포증 등 신경증 치료에 쓰입니다. 항우울제는 4~6주 정도 꾸준히 복용해야 효과적이고 장기간 복용하면 서서히 감량하면서 중단해야 합니다. 약물 복용을 갑작스럽게 중단하는 경우 어지러움, 오심, 설사, 불안, 불면 등의 증상이 나타날 수 있습니다. 그 외 부작용으로 진정, 시야 흐림, 변비, 입 마름 등의 증상이 나타날 수 있습니다.

- 삼환계 항우울제: 알프라졸람, 클로르디아제폭사이드, 클로라

제페이트, 다이아제팜, 로라제팜, 클로나제팜 등

• 선택적 세로토닌 재흡수 억제제: 플루옥세틴, 설트랄린, 파록세틴, 시탈로프람, 에스시탈로프람, 플루복사민 등

• 세로토닌 노르에피네프린 재흡수 억제제: 벤라팍신 등

• MAO 저해제: 모클로베미드 등

• 비정형 항우울제: 부프로피온, 미르타자핀, 트라조돈 등

이상 소개한 약물들은 효과와 함께 다양한 부작용을 포함하고 있어 반드시 의사의 처방으로 복용해야 합니다. 환자 스스로 자기진단에 따라 임의로 복용하는 약물들이 아닙니다.

위장(胃腸)은 입에서부터 항문까지 연결되는 소화관으로 음식을 섭취해 영양분을 소화하고 남은 찌꺼기를 배설하는 기능까지 담당하는 장기입니다. 위치에 따라 상부(上部) 위장관, 하부(下部) 위장관으로 나누는데 식도, 위, 십이지장은 상부 위장관에 속하고 소장이나 대장은 하부 위장관에 속합니다.

과민대장증후군은 기능성 위장장애의 일종으로 하부 위장관 질환입니다. 내시경 검사 등 이화학 검사에서 기질적 원인이 발견되지 않고 기능적 측면에서만 문제가 있어 기능성 위장장애라 합니다. 같은 기능성 위장장애 환자라도 체질에 따라 증상이 달리 나타나기 때문에 치료할 때 환자 개개인의 특성을 파악해 개별적 치료 방침을 세우는 것이 중요합니다. 그러나 현대의학에서는 체질 개념이 없으므로 증상을 완화하는 대증치료 방식으로 접근합니다. 흔히 사용되는 약제로 위장관 기능 조절제, 소화제, 가스 제거제, 헬리코박터균 제거 약물, 위산 억제제, 변비약, 설사약 등과 심리적 문제에 대응하는 항우울제, 항불안제 같은 약물들이 처방되고 증상이 개선될 때까지를 목표로 복용하도록 합니다.

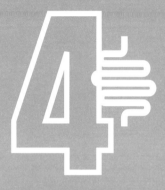

과민대장증후군의
한의학 치료

너무 많다는 것은 부족하다는 것을 의미한다.
너무 건강한 사람처럼 심한 병자는 없다.

- 로맹 롤랑

한의학의 치료 원리

과민대장증후군은 현대적 진단 용어지만 이 질병은 당연히 옛날에도 존재했습니다. 그렇다면 예전에는 이 질병을 어떻게 진단하고 치료했을까요? 한의학에서는 병명 체계인 현대의학과 달리 소위 변증(辨證)이라는 진단 체계로 질병에 접근합니다. 이것은 망문문절(望聞問切)이라는 한의학적 진찰 방법에 따라 질병의 원인, 경과, 예후를 판단하고 여기서 얻어지는 정보와 증상을 종합해 진단하여 질병을 치료하는 것입니다. 이렇게 변증을 통해 치료한다 해서 한의학을 변증시치(辨證施治) 의학이라 합니다.

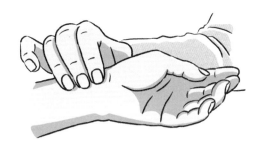

　현대적 병명인 과민대장증후군을 한의학적 변증 방식으로 진단하면 간울비허(肝鬱脾虛)증과 간비불화(肝脾不和)증입니다. 간울비허증은 간기(肝氣)의 울결로 인해 소설(疏泄) 기능이 장애되어 비위 기능이 문란해진 것으로 헛배가 부르고 음식을 먹으려 하지 않으며 설사가 나고 온몸이 노곤한 증상입니다. 또한 복부 팽만감과 통증이 있고 가슴이 답답하면서 쉽게 화를 내며 잠을 잘 자지 못하고 꿈이 많은 증상도 있습니다.

　간비불화증은 역시 간기가 울결하여 비의 기능에 영향을 미쳐 간과 비의 부조화를 초래하는 병증입니다. 가슴이 답답하고 식욕이 없고 헛배가 부르며 배가 아프면서 설사를 하고 설사 후에는 통증이 경감됩니다. 가슴이 답답하거나 한숨을 쉬기도 하며 정서적으로 우울하고 쉽게 조급해하며 화를 자주 냅니다.

한의학에서 간기가 울결했다는 말은 정신 갈등, 누적된 스트레스, 감정 등의 심리적 자극이 해소되지 않고 뭉쳐 있다는 뜻이고, 소설(疏泄) 작용에 장애를 일으켰다는 것은 이 뭉쳐진 기가 소통되고 배출되는 기능이 원활히 작동하지 않았다는 말입니다. 이렇듯 심리적 자극이 장기간 해소되지 않은 채 울체되고 누적되면 결국 간뿐 아니라 비(脾), 위(胃), 장(腸), 폐(肺) 등 다른 장기에 영향을 미쳐 병변을 일으킵니다.

과민대장증후군은 간기의 울결로 인해 발생한 간, 비의 질환으로 울체된 간기를 소통시키고 위장의 기능을 회복시키는 소위 건비소간(健脾疏肝)의 치료 방법을 사용합니다. 이에 활용되는 대표적 처방은 가미소요산(加味消遙散), 통사요방(痛瀉要方) 등입니다.

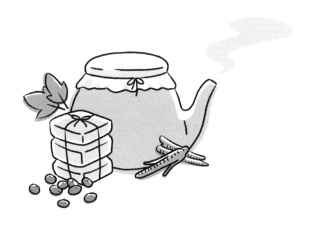

• 가미소요산

당귀(當歸), 백작약(白芍藥), 백출(白朮), 백복령(白茯苓), 시호(柴胡), 목단피(牧丹皮), 치자(梔子), 박하(薄荷), 감초(甘草). 생강(生薑)

• 통사요방

백출(白朮), 백작약(白芍藥), 방풍(防風), 진피(陳皮)

사상의학의 치료 원리

사상의학은 넓은 의미에서 한의학의 범주에 속하지만, 치료 원리면에서 전통 한의학과 차이가 있습니다. 동의보감으로 대표되는 전통 한의학은 기본적으로 질병의 원인을 파악하여 병인을 제거하는 치병(治病) 의학이라고 한다면, 사상의학은 병이 아닌, 병에 걸린 사람을 치료의 목표로 삼는 치인(治人) 의학입니다.

한의학이든 양의학이든 통상적으로 질병의 진단과 치료는 그 목표가 "질병" 자체에 있습니다. 따라서 어떤 질병으로 환자가 고통을 받을 때 이를 해결하는 조치는 우선 무슨 병인지, 질병을 일으킨 원인은 무엇인지 찾는 것이고, 이후에 밝혀진 원인과 증상을 해소하는 치료 과정을 밟습니다. 그러므로 치료의 메커니즘 관점에서 볼 때 전통 한의학이든 양의학이든 패러다임에 있어서는 같은 의학 체계라 할 수 있습니다.

사상의학은 이런 통상적 의학 메커니즘과 달리, 병을 치료하는 데 있어 "질병"이 아니라 "질병에 걸린 사람"에 집중합니다. 기존의 의학에 익숙한 사람들에게는 이러한 체질의학 치료의 새로운 패러다임을 이해하기가 쉽지 않습니다. 독자들의 이해를 돕기 위해 비유적으로 설명하면, 예컨대 갑자기 큰 폭설이 내려 도로가 막혀 교통과 물류 활동이 정체되고 학교, 직장들이 문을 닫는 문제가 발생했다고 가정합시다. 이때 문제 해결을 위한 당면 목표는 도로 정체의 직접적인 원인이 되는 눈을 치우는 것입니다. 이때 제설차를 동원해 눈을 치우는 것은 당장 드러난 증상의 제거를 목표로 하는 서양의학의 치료 메커니즘에 비유됩니다. 제설 효과가 더 오래 지속되도록 제설차 대신 염화칼슘을 뿌려 눈을 녹이는 것은 더욱 근원적인 치료를 하는 전통 한의학의 치료 메커니즘에 비유할 수 있습니다. 두 방법 모두 문제의 원인이 되는 눈의 제거를 목표로 한다는 점에서 같은 메커니즘입니다.

그러나 정체된 도로의 복구를 위해 직접 눈을 치우는 것만이 문제를 해결하는 유일한 방법일지는 생각해 볼 여지가 있습니다. 눈을 치우면 당장 막힌 길을 뚫어 문제는 해결하겠지만 다음 날 다시 눈이 오면 또 치워야 합니다. 그렇다면 도로의 정체라는 문제 해결을 위해 원인이 되는 눈을 직접 목표로 하지 않고도 근원적으로 제거하는 방법은 무엇일까요? 만일 한랭 고기압을 조절하여 기후 조건을 바꿀 수 있다면, 혹은 기온을 일정하게 높이기만 해도 눈은 사라질 것이고 다음 날 눈이 다시 오는 미연의 상황까지 해결할 수 있습니다. 어떤 문제가 있을 때 직접적인 원인을 건드리지 않고 문제를 초래한 여건과 상황을 변화시킴으로써 궁극적으로 문제해결을 도모하는 것이 바로 체질 치료의 메커니즘입니다.

사람은 모두 다르다

체질의학적 관점에서 인간은 선천적으로 어떤 불균형을 가지고 태어난다는 전제를 둡니다. 이 불균형은 육체적, 정신적 양면을 모두 포괄하는데 만일 인간이 완벽한 균형을 갖추고 태어난다면 개인 간의 차이는 존재하지 않을 것입니다. 우리가 흔히 보는 대로 사람은 얼굴 생김새의 차이부터 체격, 성격, 기질, 취미와 장기(長技)의 차이, 지능과 감정의 차이, 입맛의 차이, 개인적 능력의 차이에 이르기까지 부인할 수 없는 분명한 차이들이 존재합니다.

개인차(個人差)가 없다면 사람 간의 차이를 특징짓는 기질, 체질이란 개념은 존재하지 않을 것입니다. 실제 일상생활에서 보면 급한 사

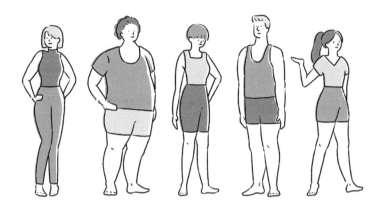

람, 느린 사람, 꼼꼼한 사람, 덤벙거리는 사람, 열이 많은 사람, 열이
적은 사람, 뚱뚱한 사람, 마른 사람 등 모두 제각기입니다. 이런 개인
적 차이는 개인 간 선천적 기질과 체질의 차이, 즉 불균형으로부터
오는 현상입니다. 예를 들어 맥주 세 병씩 똑같이 마신 후에 30분도
채 안 돼 소변을 보러 가는 사람부터 너덧 시간 후에야 가는 사람까
지 다양한 이유는 소변을 저장하는 방광의 용량뿐 아니라 소변을 참
아내는 기능에까지 개인차가 존재하기 때문입니다.

　어떤 사람은 건장한 체구에 왕성한 식욕을 갖고 있지만 반면에 호
흡기가 약해 남들보다 쉽게 감기에 걸리는 사람도 있고, 어떤 이는
왜소하고 약해 보이지만 상대적으로 감기가 잘 걸리지 않는 사람도
있습니다. 어떤 사람은 남보다 뛰어난 폐활량을 가지고 있고 또 다른

사람은 남보다 강력한 소화 기능이 있습니다. 똑같은 양(量)의 술을 과음해도 거뜬히 견뎌내는 사람이 있는가 하면 잘 견디지 못하는 사람이 있습니다.

이러한 예들은 주변에 흔한 현상이지만 별 의미를 두지 않고 지나친 것들입니다. 만일 태어날 때부터 모두 동일한 신체조건을 가지고 태어나 장기(臟器) 간에 어떤 개인 차이가 존재하지 않는다면 생리, 병리적 차이는 존재하지 않아야 합니다. 동일한 조건에서 찬바람에 노출되면 똑같이 감기에 걸려야 하고 동일한 분량만큼 과식하면 똑같이 소화불량을 호소해야 합니다. 그러나 사람마다 모두 다른 것은 개인에 따라 어떤 차이가 존재하기 때문입니다. 따라서 사람마다 오장육부 기능 허실이 모두 같다고 말할 수 없으며 분명한 차이가 존재할 것이라는 데 의심의 여지가 없습니다.

현대의학은 동서양을 막론하고 개인차를 인정하지 않습니다. 인간을 모두 균일하고 동일한 존재로 태어났다고 봅니다. 그러나 체질의학은 처음부터 인간은 각기 다른 차이를 갖는 존재라는 사실을 전제합니다. 즉 일반의학이 동일성을 전제로 성립된 의학이라면, 체질의학은 인간의 이질성에 이론적 기반을 둡니다.

이렇듯 인간관의 기본 전제부터 달라서 두 의학의 치료 메커니즘이 같을 수 없습니다. 체질의학에서는 선천적으로 강한 폐를 가지고 태어나는 사람도 있고 약한 신장을 가지고 태어나는 사람도 있다고 말합니다. 오장육부 중에 특정 장부(臟腑)가 선천적으로 강하게 또는 약하게 대어난다는 개념은 역시 처음으로 동, 서양 어느 의학에서도 유사 개념을 찾아볼 수 없는 특이한 관점입니다.

적불균형

여기 간단하지만 의미심장한 그림을 한번 살펴봅시다.

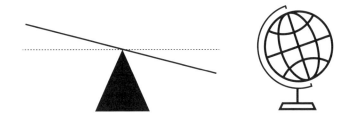

삼각형의 받침대 위에 한쪽은 올라가고 반대쪽은 내려가 불균형을 이룬 한 개의 선이 있습니다. 그 옆은 자전축이 23.5도 기울어져 있는 지구본의 그림입니다. 지구의 축이 바로 서지 않고 기울어진 이

유는 창조 신비의 영역이지만, 과학자들에 의하면 지구가 기울어져 있어서 비로소 지구에 생명체가 생기고 계절 변화가 가능해 생물의 생존 환경이 가능하다고 합니다.

밤낮의 길이와 계절의 변화가 생기는 이유는 지구가 23.5도 기울어진 채로 태양 주위를 공전하기 때문입니다. 만일 지구 자전축이 기울어지지 않고 바로 서 있다면 위도가 낮은 지역은 태양 에너지 과잉 상태가 되고, 고위도 지역은 거꾸로 부족한 상태가 되어 에너지 불균형이 극심해져 생물체가 존재할 수 없는 환경이 된다는 것입니다. 자전축이 수직에 가까울수록 계절 변화가 적어지고, 옆으로 누울수록 계절의 변화가 커져 만일 천왕성처럼 90도로 누워있다면 남극과 북극이 교대로 태양을 향하게 되어 일정 기간 한쪽은 낮, 반대쪽은 밤이 지속됩니다.

인간 역시 그림에서처럼 한쪽이 기울어진 불균형을 갖고 태어난다는 것이 체질의학의 전제입니다. 이 불균형은 인간이 완전치 않은 제한된 존재로 태어나며 후천적인 어떤 노력으로도 완전한 균형을 갖춘 인간이 될 수 없음을 의미합니다. 그러나 이러한 인간의 불균형은 지구의 정상적인 자전축처럼 잘못된 것이 아니고 정상입니다. 인체의 불균형은 선천적이고 정상이어서 인체에 아무 병적 현상을 초래하지 않습니다. 건강한 아기라 할지라도 이런 불균형을 갖고 태어나기 때문에 이것은 정상적인 신체의 특징일 뿐입니다.

　이런 정상적 불균형을 '선천적 불균형' 혹은 '적불균형(適不均衡)'이라 부릅니다. 이 불균형 때문에 생, 병리, 기질, 성격, 체질, 체격 등에 개인차가 발생하고 다양한 특징을 가진 사람들이 존재하게 됩니다.

체질의학의
치료 메커니즘

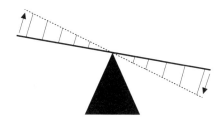

몸에 어떤 병적 문제가 발생하면 타고난 우리의 선천적 불균형은 화살표에서 보듯 더 심화하는 쪽으로 움직입니다. 심화하는 방향은 그림에서처럼 원래의 속성 방향대로 움직입니다. 즉 원래부터 올라가 있던 것은 더 올라가고, 내려가 있던 것은 더 내려갑니다. 그러므로 처음부터 허한 것은 더 허한 쪽으로, 실한 쪽은 더 실해지는데, 쉬

운 예로 성격이 원래부터 급한 사람이 어떤 위기 상황에 부닥치면 더 조급해지는 것과 같습니다. 이것을 소위 인체의 경향성이라 합니다. 즉 문제 상황에서 본래 불균형의 속성이 더 심화하는 쪽으로 나타나는 현상입니다. 평소 소화기가 약했던 사람은 병이 생기면 소화기가 더 약해지고, 비뇨기가 약하게 태어난 사람은 더 쉽게 비뇨기 질환이 발생합니다.

과민대장증후군 역시 같은 병인데도 사람에 따라 누구는 설사가 주증으로 나타나고 누구는 변비가 주증으로 나타난다면 이는 그 사람이 원래부터 가지고 있던 평소의 배변 경향 때문입니다. 평소 묽은 변을 자주 보던 사람, 쉽게 설사를 하던 사람이 과민대장증후군에 이환되면 병증은 연변경향이 심화한 설사증으로 나타납니다.

처음부터 실하게 타고난 장부 기관에 문제가 생기면 어떻게 될까요? 인체의 경향성에 의해 실한 것은 더욱 실해질 것이므로 더 튼튼하고 강해질 것으로 생각하면 오산입니다. 실한 장기가 더 실해진다는 것은 문자적으로 더 튼튼해짐을 의미하는 것이 아니라 병적으로 실해져 지나쳐지는 것을 말합니다. 병적 원인으로 원래의 정상 불균형이 정상 범위를 벗어나 더 실해지는 순간, 이는 초과 혹은 과잉 상태가 되어 병적 상태가 됨을 의미합니다. 허한 것이 더 허해지면 병이 되듯, 실한 것이 더 실해져도 병이 됩니다.

원래부터 체질적으로 열이 많은 사람이 지나치게 열이 많아지면 병이 되고, 원래 성격이 급한 사람이 지나치게 급해지면 문제가 되는 것과 같습니다. 만일 비장(脾臟)의 기운을 강하게 타고난 사람이 어떤 원인으로 비장이 지나치게 항진되면 병이 됩니다. 예컨대 비위를 실하게 타고난 소양인들의 경우 평소 실한 소화 기능 때문에 남들보다 상대적으로 잘 체하거나 탈이 나지는 않지만 그렇다고 소화기 질환이 잘 발생하지 않을 것으로 생각하는 것은 오산입니다. 이 사람들은 평소 항진된 소화 기능으로 과식을 잘하고 불규칙한 섭생을 반복하기 쉬워 오히려 소화기에 더 많은 문제를 일으킵니다. 기능성 위장 장애를 비롯해 췌장암, 위암 등은 비위를 실하게 타고난 소양인들이 비교적 잘 걸리는 병들에 속합니다.

내적이든 외적이든 어떤 병적 자극이 가해지면 인체의 적불균형은 깨지고 불균형이 더 심화합니다. 이렇게 적불균형이 심화한 상태를 부적불균형(不適不均衡)이라 부르고 이것을 질병, 혹은 병적 상태로 정의합니다. 결론적으로 건강이란 '적불균형'의 다른 이름이고, 질병이란 '부적불균형'을 의미하며, 치료란 부적불균형을 원래의 적불균형 상태로 되돌려 놓는 것을 말합니다.

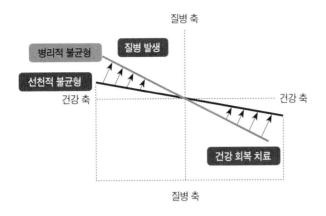

그림에서 보는 것처럼 수평선을 건강 축, 수직선을 질병 축이라 정의하면, 사람이 병들 때 적불균형의 각도는 깨어져 질병 축을 향해가고, 상태가 악화할수록 이 기울기의 각도는 커집니다. 적절한 치료를 하면 기울어진 각도는 다시 건강 축을 향해 돌아오고 원래의 적불균형 상태로 완전히 되돌아오면 병은 치유됩니다.

한편, 불균형으로 어느 한쪽이 약하면 동시에 다른 한쪽은 강해지기 때문에 양쪽이 다 실하거나 허한 법은 없습니다. 허한 것이 있다면 반드시 실한 것도 함께 있게 되니 사람에게 약점이 있다면 동시에 강점이 있다는 말과 같습니다. 자제력과 인내심이 남보다 강하고 도덕적이며 완벽함을 지향하는 강점이 있는 사람이 있다고 합시다. 그렇다면 이 사람은 그런 장점만 있고 약점은 없는 사람인가 하면 그렇지 않습니다. 이런 사람은 남보다 걱정이 많고 지나치게 꼼꼼하며 강박관념에 잘 시달리는 약점을 동시에 가지고 있기도 합니다. 매사에 충동적이고 쉽게 자제력을 잃고 감정의 기복이 심하며 한 가지 일에 집중 못 하는 약점이 있는 사람이라면 남보다 상상력이 풍부하고 호기심이 많으며 매사에 열정적이고 활동 지향적인 장점을 가진 사람일 수 있습니다.

육체적으로도 마찬가지입니다. 몸이 차며 신경이 예민하고 소화기가 약해 늘 위장장애에 시달린다면 남보다 강한 비뇨생식기 기관을 가진 사람입니다. 따라서 마른 몸집에 비해 문제없이 다산(多産)할 수 있고 전립선 질환이나 요실금 같은 질병에는 잘 걸리지 않습니다. 한쪽이 내려갔으면 내려간 만큼 필연적으로 다른 한쪽은 올라가게 돼 있는 것이 체질의 원리입니다.

강점 때문에 자만하지 말며 약점 때문에 위축될 필요도 없습니다. 인간은 어차피 불완전한 불균형의 존재며 약점과 강점을 동시에 다 갖도록 만들어진 존재입니다.

체질의학의 출발

　사람에게는 다양한 체질이 있습니다. 열이 많은 체질, 몸이 찬 체질, 건성 체질, 알레르기 체질, 잘 체하는 체질, 변비 체질 등 사람들이 가진 개별적인 신체적 특성으로 볼 때 실로 다양합니다. 이런 다양한 체질이 생기는 근본적인 원인을 규명한 이론이 지금부터 백여 년 전 우리나라에서 발원했습니다. 바로 동무 이제마 선생이 주창한 사상의학 이론입니다. 선생은 전통 중국 의학이론과 다른 전혀 새로운 의학이론을 주창하였습니다. 그에 의하면 인간은 천부적으로 장부의 허실(虛實) 대소(大少)가 다르게 태어나며 이 차이에 따라 성격, 기질이 달라지고 생리, 병리 현상도 달라진다는 것입니다. 따라서 같은 병이라도 체질이 다르면 장부 구조가 다르므로 각자의 타고난 장

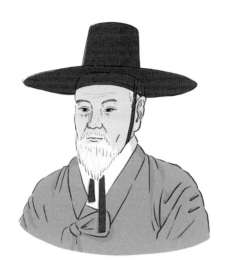

이제마(1837-1900)

부구조를 살펴 다른 약을 써야 한다고 주장했습니다.

　그는 동의수세보원(東醫壽世保元)이란 책에서 사람에 따라 장부의 허실이 달라지는 이유, 그에 따른 각 체질의 생리와 병리, 외형의 특징, 그리고 체질적 관점에 따라 분류한 치료 약재들과 처방 목록, 다양한 실제 임상 경험들을 수록했습니다. 그의 이론은 놀랍고 혁명적이었는데, 당시 막강한 중국 의학이 신성 불가침적으로 지배하던 시대 상황에서 수천 년간 비판 없이 답습해 왔던 기존 의학의 이론체계를 과감히 비판하는 동시에 자신의 독특한 주장을 전개했기 때문입니다.

이는 당시 누구도 생각지 못한 해괴한 견해였습니다. 왜냐하면 당시만 해도 오장육부 장기 간에 개체적 대소 차이가 존재한다는 생각은 누구도 해본 적이 없었을 뿐 아니라 어떤 진단기기로 장부의 크기나 기능을 비교, 측정해본 적도 없었는데 그런 주장을 했기 때문입니다. 그는 인간의 장부 기능이 개개인에 따라 각기 다르게 발현되는 사실을 오랫동안 임상을 통해 발견했고, 그 결과 자기 경험을 귀납하여 장부 대소의 감추어진 비밀을 발견하게 되었던 것입니다.

한편 그가 자신의 독특한 이론을 펼친 이면에는 자신이 겪은 특이한 경험이 있었기 때문입니다. 그는 오랫동안 앓고 있던 질병이 있었는데 자신의 의학 지식을 바탕으로 스스로 치료하려 했으나 낫지 못했습니다. 같은 증세가 있는 다른 사람들에게 약을 썼을 땐 잘 나았는데도 유독 자신에게만은 약이 듣지 않았습니다. 이유를 알기 위해 수년간 고생하며 탐구했고, 그 결과 자신이 다른 사람들과 다른 체질이고 따라서 다른 사람들과 같은 치료 방법을 써서는 낫지 않는다는 사실을 알게 됩니다. 결국 자신의 체질에 맞는 처방을 만들어 스스로를 치료한 이제마 선생은 이러한 개인적 경험을 바탕으로 체질의학의 이론을 정립할 수 있었습니다.

사상체질과
여덟 체질

    이제마 선생은 사람은 각각 네 가지 다른 장부 구조를 가지고 태어
난다 했습니다. 폐비간신(肺脾肝腎)의 네 장기 중에서 폐가 크고 간이
작은 체질을 가지고 태어나는 사람을 태양인으로, 반대로 간이 크고
폐가 작은 구조를 가지고 태어나는 사람을 태음인으로, 그리고 비가
크고 신이 작은 구조를 가지고 태어나는 사람을 소양인으로, 반대로
신이 크고 비가 작은 구조를 가지고 태어나는 사람을 소음인으로 명
명했습니다.

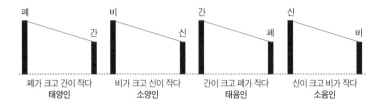

사상체질의 선천적 장부 대소

| 폐가 크고 간이 작다 | 비가 크고 신이 작다 | 간이 크고 폐가 작다 | 신이 크고 비가 작다 |
| 태양인 | 소양인 | 태음인 | 소음인 |

　여기서 어떤 장부가 크다, 작다는 문자 그대로 크기의 대소를 말하는 것이 아니라 기능의 실하고 허함을 의미합니다. 따라서 폐가 크고 간이 작다는 의미는 형태적으로 폐가 크고 간이 작다는 것이 아니라 폐의 기능이 항진돼 있고 간의 기능이 저하되어 있다는 의미로 해석할 수 있습니다

　한편 이제마 선생은 폐비간신의 네 장기 중에 둘씩만 가지고 대소를 논하여 네 체질이 됐으나 나머지 두 장기를 포함해 대소를 나누면 경우의 수는 여덟이 되어 체질은 모두 여덟이 됩니다. 구체적으로 폐가 강하고 간이 허한 태양인의 예를 들어보면, 폐와 간을 제외한 나머지 두 장기를 포함해 순서를 강약으로 배열하면 다음과 같이 됩니다.

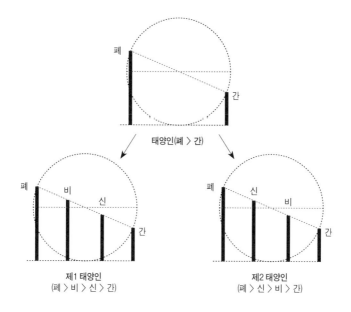

태양인(폐 〉간)

제1 태양인
(폐 〉비 〉신 〉간)

제2 태양인
(폐 〉신 〉비 〉간)

　이런 방식으로 다른 체질들도 나머지 두 장기를 취합하여 장부 구조를 만들면 네 체질은 다음 도표와 같이 여덟 개의 체질로 나뉘게 됩니다. 편의상 하나의 체질에서 둘로 분화된 두 체질을 제1 체질, 제2 체질로 부르지만, 실제 임상에서는 제1 체질을 열체질, 제2 체질은 한체질로 부릅니다. 즉 제1 태양인은 열태양인, 제2 태양인은 한태양인이 됩니다.

여덟 체질	장부 강약구조	다른 이름
제1 태양인	폐 〉비 〉신 〉간	열태양인
제2 태양인	폐 〉신 〉비 〉간	한태양인
제1 소양인	비 〉폐 〉간 〉신	열소양인
제2 소양인	비 〉간 〉폐 〉신	한소양인
제1 태음인	간 〉비 〉신 〉폐	열태음인
제2 태음인	간 〉신 〉비 〉폐	한태음인
제1 소음인	신 〉폐 〉간 〉비	열소음인
제2 소음인	신 〉간 〉폐 〉비	한소음인

이렇게 만들어진 여덟 체질은 사상체질에서 각각 열체질과 한체질로 다시 분화된 것입니다. 흔히 체질은 태소음양인의 넷으로 알고 있지만, 현실적으로는 이런 여덟의 체질로 존재함을 알 수 있습니다. 이것은 마치 방위는 동서남북의 넷만 알고 있지만 동, 서, 남, 북을 포함해 북동, 북서, 남동, 남서의 네 방위까지 합쳐 실상은 여덟으로 존재하는 것과 같습니다. 계절 역시 사계절로만 알려졌지만 입춘, 춘분, 입하, 하지, 입추, 추분, 입동, 동지의 여덟 계절이 존재합니다.

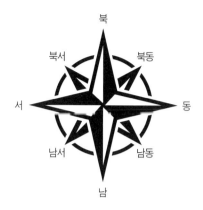

앞 도표에서처럼 사상체질에서 한열의 체질로 분화된 여덟 체질을 이해하기 쉽게 그림으로 표현하면 다음과 같이 됩니다.

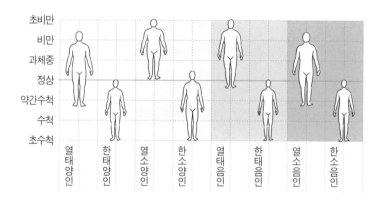

이 그림을 보면 같은 체질이라도 체형의 형태가 조금씩 다른 것을 알 수 있습니다. 예를 들어 모든 열체질은 모든 한체질보다 체형이

상대적으로 커서 정상 혹은 과체중, 비만, 초비만의 체형을 갖지만, 한체질들은 정상, 수척, 약간 수척, 초수척의 체형을 갖고 있습니다. 이렇게 되는 가장 큰 원인은 앞 도표의 각 체질의 4개 장부구조의 대소 순서에서 보듯, 열체질들은 소화, 흡수기관인 비(脾)가 늘 실한 장기의 위치에 있기 때문입니다. 비가 실하다는 것은 잘 먹고 잘 소화 흡수시킨다는 의미이므로 비가 약한 한체질들보다 상대적으로 더 실한 체형을 갖게 됩니다.

이 그림이 의미하는 또 하나 중요한 점은 비만하고 수척한 체형이 체질마다 골고루 존재한다는 점입니다. 지금까지는 비만하면 태음인, 말랐으면 소음인이라는 잘못된 인식으로 많이 알려졌으나 실제로는 체질마다 상대적 차이는 있지만, 과체중, 비만, 수척, 초수척한 체형의 사람들이 여덟 체질에 골고루 분포하고 있습니다.

한열체질과
배변 경향

　한열체질에서 중요한 것은 배변 경향과의 상관성입니다. 한의학에서 변비는 열증, 설사는 한증으로 구분하기 때문에 열체질은 한체질에 비해 원칙적으로 경변경향을 갖습니다. 그러나 이것은 단순 논리이고 열체질 중에서도 경변경향자와 연변경향자가 다시 나뉘게됩니다. 이것은 음양 분화의 원리로 양이 분화되면 순전한 양과 음이섞인 양으로 분화되는 것과 같은 이치입니다.

　예를 들면, 비만한 사람들도 아주 비만한 사람과 상대적으로 덜 비만한 사람으로 나뉘는 것과 같습니다. 결국 경변경향자인 열체질도경변경향과 연변경향의 사람으로 나눠지고, 연변경향자인 한체질도 다시 경변경향, 연변경향으로 나뉘어 배변 경향만으로 체질을 분류한다면 여덟에서 다시 열여섯의 체질로 나누어집니다.

과민대장증후군은 크게 변비형, 설사형으로 나눠지므로 사상의학적으로 각 체질에서 발현되는 변비와 설사의 주증에 따라 모두 다르게 치료합니다. 모두 소양인 체질로 판명된 4명의 과민대장증후군 환자가 있다고 가정합시다. 이 소양인들의 과민대장증후군을 사상의학적으로 치료할 때 소양인이라는 같은 체질을 가졌다고 해서 모두 같은 약을 쓰는 것이 아닙니다. 소양인이지만 한소양인지, 열소양인지에 따라 쓰는 약이 달라지고, 한소양인으로 판정됐다 하더라도 설사형인지, 변비형인지에 따라 치료 처방이 달라집니다.

이런 관점에서 본다면 일단 과민대장증후군 환자로 진단되면 모두 같은 치료를 하는 양의학 혹은 전통 한의학과 개인의 체질과 배변 경향에 따라 모두 개별적으로 처방하는 사상의학의 차이점을 분명히 알 수 있게 됩니다.

이것은 "같은 병인데도 모두 다른 치료를 해야 한다."라는 사상의학의 동병이치(同病異治) 원리입니다. 증상만 같다면 누구에게나 같은 약을 처방하는 양의학이나 전통 한의학과 달리 사람마다 모두 다른 처방을 해야 하는 사상의학이 훨씬 난해한 이유입니다. 동시에 사람에 따라 개별처방, 맞춤처방을 하는 사상의학 치료가 일반 치료보다 훨씬 빠르고 잘 듣는 이유이기도 합니다.

5章

과민대장증후군의
체질별 치료법

만병통치약이란 없다.
모든 병에 좋은 약은 어떤 병에도 좋지 않다.

- 칼 포퍼

소양인 설사형
과민대장증후군 치료

태소음양인의 네 체질 중 태음인이 가장 많은 것으로 알려졌으나 이는 잘못된 것이고, 실상은 소양인의 숫자가 50% 이상을 차지하여 가장 많습니다. 이에 대해서는 따로 설명이 필요한 부분으로 관심 있는 분들은 본인의 졸저《사상 맥진과 진료의 실제》란 책의 설명을 참조하시기 바랍니다.

소양인은 장부 구조에서 비가 가장 실하고 신이 가장 허한 체질입니다. 사상의학적으로 위(胃)는 비(脾)에 속하고 대장(大腸)은 신에 속하므로 소양인은 위가 실하고 대장은 허한 체질입니다. 따라서 과민대장증후군뿐 아니라 급·만성 대장염을 비롯한 궤양성 대장염, 크론씨병, 결해성 대장염 등의 대장 관련 질환은 신이 허한 소양인 체질에서 가장 많이 발견됩니다.

이제마 선생은 특히 소양인에게서 자주 발견되는 설사 병증을 "망음(亡陰)증"이라 명명하였고 이 체질의 설사 병증을 위한 치료법을 만들었습니다. 망음증은 소양인에게서 나타나는 설사 병증 전반을 표현하는 것으로 과민대장증후군을 포함한 다른 대장 병증 전반을 포괄합니다. 따라서 소양인이 과민대장증후군으로 진단된 경우라면 기본적으로 망음증을 치료하는 처방에 과민대장증후군이 갖는 특별한 병증들을 해소하는 약물을 가해 처방합니다. 변패된 음식을 먹어 발생한 장염 증상이라 할지라도 일단 환자의 체질이 소양인임을 확인했다면 소양인 설사증 처방인 망음증 처방에 해독 약물을 가해 처방합니다.

이제마 선생 이전의 시대까지만 해도 설사 병증은 일반적으로 비(脾)가 냉하고 허해서 발생하는 비허설(脾虛泄)로만 인식했기 때문에 주로 비위를 보해주고 대장을 덥히는 약물 위주로 처방해왔습니다. 현재도 사상의학을 하지 않는 전통 한의사들은 아직도 그런 처방을 씁니다. 그러나 이제마 선생은 설사를 일으키는 원인이 사람에 따라 다르다는 것을 알았고, 소양인은 기본적으로 비가 실한 체질이어서 비가 허해 설사가 오는 것이 아니라 신이 허해 설사가 온다고 파악했습니다. 그리고 특별히 소양인 설사 병증 치료를 위해 신음을 보하는 처방을 만들었으니 소위 형방지황탕(荊防地黃湯), 형방사백산(荊防瀉白散) 같은 처방이 그것입니다.

형방지황탕은 숙지황이 많이 들어가는 처방인데, 일반적으로 숙지황은 잘못 쓰면 설사를 유발하는 것으로 알려져 설사 환자에겐 피하는 약물입니다. 형방사백산에 들어가는 생지황, 석고, 지모 등은 찬 성질을 가진 약물들로서 설사 병증에 쓰면 몸을 더 차게 하여 설사 병증을 더 악화시킵니다. 그런데 이제마 선생은 거꾸로 이런 약물들이 다량으로 들어가는 소양인 설사 치료 처방을 만들었습니다. 지금도 전통 한의학을 하는 분들은 숙지황, 생지황이 다량 들어간 처방을 보고 어떻게 이런 처방을 설사 치료방으로 쓸 수 있느냐 반문하고 의아해합니다. 그러나 실제 임상에서 이런 처방을 소양인에게 쓰면 놀라운 효과가 나타나는 것을 확인할 수 있습니다. 다만 정확히 체질을 판별하여 소양인에게 처방했을 경우 한정된 이야기입니다. 만일 체질 판단의 오판으로 다른 체질에 잘못 쓰면 병증을 심각히 악화시키기 때문에 사상의학을 하지 않는 한의사들은 함부로 쓰지 못합니다. 이런 내용을 이해한다면 왜 이제마 선생이 위대하고 훌륭한지 비로소 알게 됩니다. 과민대장증후군에는 소양인 설사의 기본 처방인 망음증 처방에 심리적 문제로 인해 발생한 간기울체를 풀어주는 간비불화(肝脾不和) 약물들을 가해 씁니다.

A. 한소양인 설사형 과민대장증후군 처방
• 형방지황탕 가감
  숙지황 2, 산수유 2, 택사 2, 백복령 2, 차전자 1.5 시호 1.5,
  박하 1, 모려 1, 치자 1, 황련 0.5, 토사자 1, 복분자 1

B. 열소양인 설사형 과민대장증후군 처방
• 형방사백산 가감
  생지황 3, 백복령 2, 택사 2, 석고 1, 지모 1, 차전자 1.5,
  활석 1, 시호 1.5, 박하 1, 모려 1, 치자 1, 황련 0.5, 토사자 1,
  복분자 1

소양인 변비형 과민대장증후군 치료

    소양인의 변비형 과민대장증후군을 치료하는 처방은 두 가지가 있습니다. 열소양인의 경우 양격산화탕, 한소양인의 경우 독활지황탕을 기본으로 가감하는 처방입니다. 소양인의 변비증은 상대적으로 열성이 많은 체질에서 발생하는데, 한소양인의 경우 음허오열 체질, 열소양인의 경우 흉격열증 체질은 평소에도 변비성 배변 경향을 보입니다. 이 체질에서 어떤 병적 원인이 가해져 과민대장증후군으로 이환되면 변비형 과민대장증후군 환자가 됩니다. 변비, 설사가 교대로 나타나면 변비형 과민대장증후군에 따라 치료합니다.

A. 한소양인 변비형 과민대장증후군 처방

• 독활지황탕 가감

  숙지황 4, 산수유 2, 백복령 1.5, 택사 1.5, 목단피 1, 결명자 2,

  연교 1, 인동 1, 시호 1.5, 박하 1, 모려 1, 치자 1, 황련 0.7

B. 열소양인 변비형 과민대장증후군 처방

• 양격산화탕 가감

  생지황 3, 인동등 2, 연교 2, 산치자 1, 박하 1, 지모 1, 석고 2,

  우방자 1, 결명자 2, 시호 1,5, 황련 1

소음인 설사형
과민대장증후군 치료

소음인의 장부 구조는 신이 가장 실하고 비가 가장 허한 체질입니다. 일반적으로 소음인의 체형이 마르고 발달하지 않는 이유는 소화 흡수작용을 하는 비(脾)가 가장 허한 체질이기 때문입니다. 소음인은 다시 열소음인, 한소음인으로 나눠지는데 이 둘로 나누는 기준이 배변 경향입니다. 즉 경변경향자는 열소음인, 연변경향자는 한소음인이 됩니다. 따라서 소음인의 설사 병증은 한소음인에게서 나타나는 병증이고 이 체질의 설사 원인은 비가 허하고 냉해서 오는 것입니다. 한소음인의 설사증은 비허설(脾虛泄)이므로 치료 역시 허하고 냉한 비위를 보하고 덥혀주는 원리의 처방을 씁니다.

과민대장증후군은 일반 설사와 구분되는 심리적인 원인에 의해
발생하므로 비허를 돕는 기본 처방에 간기의 울체로 소화 기능이 문
란해져 발생한 증상들을 치료하는 간울비허(肝鬱脾虛) 약물들을 가해
처방합니다.

A. 한소음인 변비형 과민대장증후군 처방

• 곽향정기산 가감(갈증이 동반되지 않는 설사형)

곽향 1.5, 자소엽 1, 백출 1, 반하 1, 진피 1, 청피 1, 계피 1,

대복피 0.7, 건강 1, 익지인 1, 공사인 1, 초두구 1, 육두구 1,

자감초 1, 향부자 2, 적작약 1, 목향 1, 생강 3, 대조 2

• 관계부자이중탕 가감(갈증이 동반되는 설사형)

인삼 2, 백출 1.5, 건강 1, 육계 1, 백작약 1, 진피 1, 청피 1,

초두구 1, 육두구 1, 자감초 1, 포부자 1, 익지인 1 공사인 1,

향부자 2, 적작약 1, 목향 1

소음인 변비형 과민대장증후군 치료

    소음인 체질로 판정이 난 사람 중에 평소 경변경향을 가진 사람을 열소음인으로 규정합니다. 따라서 변비형 과민대장증후군은 어떤 심리적 원인이 가해졌을 때 발병하는 열소음인의 질환입니다. 변비형 과민대장증후군 치료는 평소 땀을 흘리는 경향이 있는지 없는지에 따라 기본 처방이 둘로 나누어지고, 각각의 처방에 심리적 문제로 인해 발생한 간기의 울체를 풀어주는 간울비허(肝鬱脾虛) 약물들을 더해 처방합니다.

A. 열소음인 변비형 과민대장증후군 처방

• 팔물군자탕 가감(평소 땀을 잘 안 흘리는 사람)

　인삼 2, 황기 1, 백출 1, 백작약 1.5, 당귀신 2, 천궁 1.5,

　진피 1, 향부자 2, 지실 1.5, 청피 1, 자감초 1, 생강 3, 대조 2

• 보중익기탕 가감(평소 쉽게 땀을 흘리는 사람)

　인삼 3, 황기 3, 백출 1, 당귀신 2, 진피 1, 자감초 1, 곽향 1,

　소엽 1, 백작약 1.5, 향부자 2, 지실 1,5, 청피 1, 생강 3, 대조 2

태음인
과민대장증후군 치료

　태음인은 간이 실하고 폐가 허한 체질이지만 그중에서도 비가 신보다 더 실한 태음인을 열태음인, 신이 비보다 더 실한 체질을 한태음인으로 구분합니다. 열태음인은 평소의 경변, 연변경향에 따라 다시 둘로 나눠지고 한태음인 역시 같은 이유로 둘로 다시 나눠지므로 이 넷의 체질에서 나타나는 변비, 설사형에 따라 과민대장증후군의 치료 역시 각각 다른 처방을 씁니다.

A. 열태음인 설사형 과민대장증후군 처방
• 갈근해기탕가미 갈근라복자탕
　갈근 3, 황금 1.5, 고본 1.5, 길경 1, 저근백피 1, 백질려 2,

울금 1.5, 산조인 1.5, 조구등 1

B. 한태음인 설사형 과민대장증후군 처방

• 태음조위탕 가미

의이인 3, 건률 3, 라복자 2, 오미자 1, 맥문동 1, 석창포 1,

연자육 2, 산약 2, 백질려 2, 산조인 1.5, 조구등 1, 매괴화 1

C. 열태음인 변비형 과민대장증후군 처방

• 열다한소탕 가미

갈근 3, 황금 2, 라복자 2, 대황 1.5, 길경 1, 유근피 1,

백질려 2, 울금 1.5, 조구등 1, 매괴화 1

D. 한태음인 변비형 과민대장증후군 처방

• 청심연자탕 가미

연자육 1, 산약 1, 맥문동 1, 천문동 1, 원지 1, 석창포 1,

산조인 1, 용안육 1, 백자인 2, 육종용 2, 황금 1, 감국 1, 갈근 1,

승마 1, 백질려 2, 매괴화 1, 조구등 1

태양인
과민대장증후군 치료

A. 열태양인 설사형 과민대장증후군 처방

• 오가피장척탕 가미

　　오가피 4, 목과 2, 청송절 2, 포도근 1, 노근 1, 앵도육 1,

　　교맥미 반 숟가락, 가자 1, 육두구 1, 오매 1, 백편두 1,

　　석결명 1, 진주모 1

B. 열태양인 변비형 과민대장증후군 처방

• 오가피장척탕 가미

　　오가피 4, 목과 2, 청송절 2 포도근 1, 노근 1, 앵도육 1, 교맥미

　　반 숟가락, 도인 2, 옥죽 2, 석결명 1, 진주모 1

C. 한태양인 설사형 과민대장증후군 처방

• 미후도식장탕 가미

　미후도 4, 목과 2, 포도근 2, 노근 1, 앵도육 1, 오가피 1,

　송화 1, 저두강 반 숟가락, 가자 1, 육두구 1, 오매 1, 백편두 1,

　현호색 1

D. 한태양인 변비형 과민대장증후군 처방

• 미후도식장탕 가미

　미후도 4, 목과2, 포도근 2, 노근 1, 앵도육 1, 오가피 1, 송화 1,

　저두강 반 숟가락, 도인 1, 현호색 1

6

과민대장증후군의
치료사례

병은 말을 타고 들어와서 거북이를 타고 나간다.

- 네덜란드 속담

비만형 남자인
열소양인 40대 남성

이름 : 박대○

성별 : 남

나이 : 46세

체중 : 95kg

신장 : 170cm

체중이 100킬로 가까이 나가는 비만형의 남자 환자입니다. 배에 늘 가스가 가득 차 있어 헛배가 부르고 배를 눌러보면 단단합니다. 증상은 식후에 더 심해지고 배에서 꾸르륵거리는 소리도 납니다. 10여 년 전부터 이런 증상이 나타나기 시작했으며 5년 전부터 더 안 좋아져 최근엔 하루 4~8회 정도 설사를 합니다. 온종일 피곤하고 식곤증이 있으며 수면 무호흡증도 있어 잘 때 호흡기를 착용하고 잡니다. 병원에서 혈액검사, 대장 내시경 검사를 했으나 특별한 문제가 발견되지 않았습니다. 본인은 스트레스를 잘 받고 걱정이 많은 성격이라고 합니다. 내원 당시 항불안증약과 항우울제를 4년째 복용 중이었고, 혈압도 있어 세 가지 약을 섞어 복용하고 있었습니다.

진맥 결과 열소양인 체질로 이 체질의 기본처방인 형방사백산으로 대장 기능을 강화하고, 우울과 불안에 대응할 목적으로 청심안신, 소간해울 약물을 가하여 투여했습니다. 4주 복용 후 주 증상인 가스로 인한 복부팽만 현상은 사라졌고, 배변횟수는 1일 1~2회로 줄었으며, 변의 양상도 설변에서 형태를 갖춘 변으로 바뀌었습니다. 환자가 전반적인 몸 상태에 좋아진 것을 느낀다고 하여 동일 처방으로 4주간 더 투여한 결과 우울, 불안증은 소실되었고 가스로 인한 헛배부름도 거의 사라졌습니다. 배변은 아직 1일 1~2회로 여전하나 하루 한 번 보는 경우가 많고 변 상태도 보통의 형태로 바뀌었습니다. 예전보다 기운도 나서 종일 피곤함에 시달렸던 몸도 활기를 되찾고 있다고 합니다.

처방내용

생지황 3, 백복령 2, 택사 2, 지모 1, 석고 1, 독활 1, 방풍 1,

강활 1, 차전자 1.5, 시호 1.5, 박하 1.5, 모려 1.2, 맥아 2,

치자 1, 황련 1, 구기자 1, 토사자1

민감하고 약한 장 기능을 가진 한소양인 40대 남성

이름 : 심규○
성별 : 남
나이 : 43세
체중 : 52kg
신장 : 172cm

　재수생을 가르치는 학원 강사입니다. 재수생을 위한 기숙 학원에 근무하는 직업 특성상 24시간 학원생들이 일탈하지 않도록 감시하고 신경 써야 하는 것이 병세를 악화시킨 요인이었습니다. 처음에는 배만 아프더니 곧 설사를 자주 하는 심한 상태가 되었습니다. 배가 아파 화장실에 가도 그때뿐이고 하루에 두세 번에서 심하면 다섯 차례 이상 반복되는 묽은 변으로 인해 고통스러운 하루를 보냈습니다. 병원을 찾아 대장 방사선 촬영과 장 내시경 검사를 한 결과 과민 대장증후군 진단을 받았습니다. 예상했던 병명이었지만 치료 기간이 길어지고 큰 효과를 보지 못하자 점점 지쳐가기 시작했습니다. 스트레스가 심한 날이면 증상이 더 심해지고, 증상이 나아졌다 싶어 약을 중단하면 재발을 하는 바람에 이 병은 완치되는 병이 아닌가 하는 의구심마저 들었다고 합니다. 게다가 분초를 다투는 심각한 질병도 아닌데 환자분이 너무 유난스러운 것 아니냐는 의사의 말까지 들었을 땐 가슴이 답답했다고 합니다. 고민하던 차에 신뢰할 만한 한의사가 있다는 소문을 듣고 한방치료로 바꿔 보기로 마음먹고 내원했습니다. 예전에도 한의원에서 진료를 받은 적이 있었는데 장(腸)이 냉해서 병이 왔으니 장을 덥혀야 한다며 탕약 처방을 받았다고 합니다. 시키는 대로 찬 음식도 삼가고 음식조절을 하면서 약을 써 봤지만, 만족스러운 결과를 얻지 못해 이번에도 큰 기대를 하지 않았다고 합니다.

진맥 결과 마른 체형과 예민한 성격을 지닌 한소양인 체질로 선천적으로 민감하고 약한 장 기능을 가진 체질이었습니다. 따라서 배변조절은 물론 약해진 장 기능의 보강과 정신안정을 동시에 목표로 하는 치료가 시작됐습니다. 병이 오게 된 전반적 원인을 설명하고 체질 침과 탕약을 병행해 치료한 지 불과 열흘도 안 돼 변의 상태가 눈에 띄게 달라졌습니다.

"요즘 같아선 몸이 가뿐하고 모든 게 정상이라 완쾌라고 말하고 싶지만, 그래도 예방 차원에서 음식도 조절하고 특히 스트레스를 많이 받지 않도록 조심하고 있습니다." 두 달 치료 후에 한 환자의 말입니다.

처방내용

숙지황 2, 산수유 2, 백복령 2, 택사 2, 차전자 1.5, 시호 1.5, 박하 1, 모려 1, 맥아 2, 치자 1, 황련 0.5, 구기자 1, 토사자 1, 복분자 1, 구자 1

역류성 식도염이 있는
열소양인 30대 남성

이름 : 임철○

성별 : 남

나이 : 37세

체중 : 85kg

신장 : 180cm

　나이도 젊고 몸도 튼튼해 겉으로 보기엔 아무 병도 없을 것처럼 보이는 직장인입니다. 그러나 오랜 기간 역류성식도염으로 고생하고 있어 약을 먹고 있었습니다. 평소 배변은 하루 한 번 정상적으로 보고 있었으나, 최근 들어 복통과 함께 변비와 설사가 교대로 반복적으로 나타나 병원에서 과민대장증후군으로 진단받았습니다. 힘든 일이 있으면 어김없이 복통과 함께 변비와 설사가 교대로 나타나고, 변을 보고 나면 조금 편한 듯하다가도 시간이 지나면 다시 헛배가 불러오면서 불규칙한 배변 상황이 계속되었습니다. 역류성식도염약과 과민대장증후군약을 동시에 먹으면, 몸에 좋지 않은 영향이 있을까 걱정되어 과민대장증후군은 한약으로 따로 치료하려고 내원하였습니다.

　의학적으로 과민대장증후군과 역류성식도염은 별개의 질환이지만 한의학적으로는 둘 다 칠정(七情)의 병인, 즉 스트레스로 인한 신경성 질환으로 진단합니다. 따라서 증상을 치료하는 양방의학과 달리 원인치료인 한의학적 관점에서 보면 두 병의 치료 원리는 같습니다. 이 환자는 평소 직장 내에서 업무와 인간관계로 인한 스트레스가 지속되어 과민대장증후군에 걸린 것으로 파악하였습니다. 마침 직장이 한의원 근처라 환자의 기본체질 처방인 양격산화탕에 소간해울 안신약물을 첨가해 투여하고, 이틀에 한 번 내원하여 침구 치료도 병행하였습니다. 모든 내과 질환은 탕약 처방이 주 치료가 되고 침구 치료는 보조 치료로 꼭 필요한 것은 아닙니다. 그러나 환자가 내원하기 쉬운 상황이면 체질 침 치료를 병행하는데, 이유는 침 치료가 신경을 안정시키는 데 효과적이고 약물치료의 효과를 보조해주기 때문입니다. 침 치료와 약물치료 시점이 열흘 정도 지난 시점부터 속쓰림, 화끈거림 등의 역류성식도염 증상이 예상외로 확연히 호전되는 것을 느낀다고 신기해했습니다. 과민대장증후군 치료를 받고 있는데 역류성식도염 증상이 호전되니 예상외라는 반응입니다. 이틀에 한 번씩 침 치료를 받기 위해 내원하여 예후를 관찰한 결과 탕약 복용 보름 정도 지나는 시점에서 배변횟수가 1일 1~2회로 줄어들었고, 복용 1개월 되는 시점에서 복통, 가스로 인한 복부 팽만, 변비, 설사 증상이 없어졌습니다.

처방내용

생지황 2, 인동등 2, 연교 2, 산치자 1, 박하 1, 지모 1, 석고 1, 형개 1, 방풍 1, 시호 1.5, 황련 1, 모려 1, 구기자 1, 토사자1

스트레스가 많은
열태음인 30대 여성

이름 : 김경 ○

성별 : 여

나이 : 32세

체중 : 55kg

신장 : 162cm

　　대학원 재학생으로 박사과정 졸업을 앞두고 논문 준비에 스트레스를 많이 받는 여성 환자입니다. 원래부터 변은 굳은 편이고 하루 이틀에 한 번 배변하는 습관을 갖고 있습니다. 그러다 3~4일에 한 번으로 배변 간격이 늘어나면서 대변이 마치 토끼 똥처럼 딱딱해지고 변을 보기 힘들어지기 시작했습니다. 문제는 변비뿐 아니라 가스가 차서 늘 헛배가 부르고 여기에 복통에 소화까지 안 되는 증상이 지속되었다는 점입니다. 문제 해결을 위해 약국에서 여러 가지 변비약을 구매해 복용해 봤으나, 약을 먹으면 잠시 배변 상태가 좀 나아지고 약을 끊으면 어김없이 증상이 재발했습니다. 또한 변비약을 복용하면 굳은 변이 물러져 배변의 어려움은 해소되었으나 헛배, 가스, 복통 등의 증상은 해결되지 않았고 그나마 약을 중단하면 모든 것이 원상태로 돌아갔습니다. 결국 변비약만으로는 온전히 해결이 안 된다는 결론을 내리고 근원적인 치료를 위해 한의원에 내원했습니다.

진맥 결과 환자 체질이 열태음인이었습니다. 이에 기본처방인 열다한소탕에 스트레스로 인한 간화와 심화된 간열를 꺼주고 굳은 변을 완화시켜 배변을 쉽게 해주는 대황, 간기의 울체를 풀어주는 백질려, 조구등, 울금과 안신지제 산조인을 가하여 한 달분을 처방했습니다. 먼 곳에서 내원했던 환자로 복용 후에 한 달이 돼가는 시점에서 전화로 예후 보고 겸 문의가 왔습니다. 대장 활동이 많이 좋아졌는지 굳은 변은 더 이상 없고, 배변도 거의 하루 한 번 보고 있다고 하면서 혹시 약을 안 먹으면 다시 예전으로 돌아가는 것은 아니냐고 염려했습니다. 한약은 양약과 달리 증상만 치료하는 것이 아니라 병의 원인이 되는 스트레스로 인해 예민해진 신경을 안정시키며, 취약한 장 기능을 보완하는 근본적인 치료를 하므로 쉽게 재발하지 않는다고 얘기하였습니다. 다만 전반적인 증상이 완화되었지만, 아직 완치는 아니므로 약을 좀 더 복용할 것을 권고하였습니다.

처방내용

갈근 4, 황금 2, 나복자 2, 고본 1.5, 백지 1, 승마 1, 길경 1, 대황 1.5, 백질려 2, 산조인 2, 조구등 1, 울금 1

7

과민대장증후군의
유형별 식이요법

이 세상에서 가장 좋은 의사는 식이요법과 마음의 안정이다.

- 조나단 스위프트

설사형 식이요법

    첫째, 포드맵(FODMAPs) 식품들을 피해야 합니다. 포드맵이란 장에서 잘 흡수되지 않고 남아 발효되는 올리고당(Fermentable Oligosaccharide), 이당류(Disaccharides), 단당류(Monosaccharides), 폴리올(And Polyols)을 포함한 식품으로 이것의 영어 앞머리를 따 만든 말입니다. 포드맵 성분은 소장에서 잘 흡수되지 않고 대부분 대장으로 이동하면서 삼투압 작용으로 인해 장관으로 물을 끌어당겨 장운동을 변화시키고, 대장 세균에 의해 빠르게 발효되면서 많은 양의 가스를 만듭니다. 따라서 과민대장증후군 증상인 설사, 복통, 복부 팽만감 등을 더 악화시키므로 피해야 합니다. 저포드맵(Low FODMAPs) 식사는 과민대장증후군 환자의 증상을 개선하기 위해

포드맵 함유 식품을 피하고, 포드맵이 적게 함유된 식품들로 구성하여 개발된 식사요법입니다.

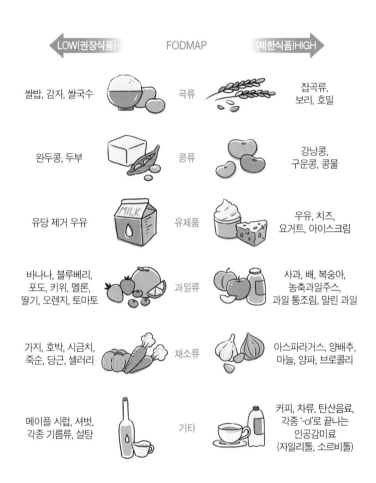

LOW(권장식품)	FODMAP	(제한식품)HIGH
쌀밥, 감자, 쌀국수	곡류	잡곡류, 보리, 호밀
완두콩, 두부	콩류	강낭콩, 구운콩, 콩물
유당 제거 우유	유제품	우유, 치즈, 요거트, 아이스크림
바나나, 블루베리, 포도, 키위, 멜론, 딸기, 오렌지, 토마토	과일류	사과, 배, 복숭아, 농축과일주스, 과일 통조림, 말린 과일
가지, 호박, 시금치, 죽순, 당근, 셀러리	채소류	아스파라거스, 양배추, 마늘, 양파, 브로콜리
메이플 시럽, 셔벗, 각종 기름류, 설탕	기타	커피, 차류, 탄산음료, 각종 '-이'로 끝나는 인공감미료 (자일리톨, 소르비톨)

둘째, 과민대장증후군 설사형 환자가 조심해야 할 또 하나의 식품은 글루텐이 함유된 음식입니다. 글루텐은 밀가루에 포함된 단백질로 면이나 빵을 탱글탱글하면서도 쫄깃한 식감이 나게 하는 성분으로 밀가루의 점성을 유지하게 합니다. 이 글루텐이 장내 염증을 일으키고 소화기 질환의 원인이 되기 때문에 과민대장증후군 환자 일부에서는 밀가루 음식을 먹을 때마다 글루텐으로 인하여 복통이 생기

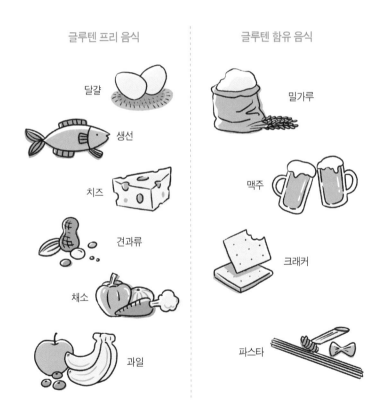

는 경우가 있습니다. 이때는 글루텐 프리 식이요법이 도움 되는데 모든 환자에 해당하는 것은 아니고 유독 밀가루 음식에 민감하고 불편감이 생기는 분에게 한정됩니다.

셋째, 설사형 과민대장증후군 환자는 식이섬유가 많이 함유된 음식 또한 조심해야 합니다. 식이섬유는 몸에서 소화되지 않고 배출되는 물질로 과일, 채소와 같은 식품의 세포벽 또는 종자의 껍질에 분포합니다. 식이섬유의 가장 큰 역할은 체내의 노폐물을 흡착해 밖으로 배출하는 것으로 다이어트나 고지혈증 개선, 변비에 효과적입니다. 그러나 식이섬유를 과도하게 섭취하면 영양소의 흡수를 방해할 뿐만 아니라 섬유질이 장을 막아 지나친 가스를 발생시키고 설사, 구토, 복부 팽만, 두통 등의 부작용을 유발하기 때문에 조심해야 합니다. 식이섬유는 특히 변비와 이와 연관된 복통에는 도움이 되지만 상대적으로 설사에는 도움이 되지 않으므로 설사형 과민대장증후군 환자, 설사가 주증인 장염 환자들은 먹는 양을 조절해야 합니다.

변비형 식이요법

변비는 장의 기능이 저하되어 활발한 연동 운동이 떨어져 변을 밀어내지 못하고 정체된 변의 수분이 장으로 흡수되어 변이 굳어져 발생합니다. 장은 소화뿐 아니라 몸의 면역력을 유지하는 데도 큰 역할을 하는데, 변비가 지속되면 장내 세균의 균형이 무너지고 유해균이 증가하게 돼 건강에 해로워집니다. 변비 개선에 좋은 식품은 식이섬유가 풍부한 먹거리들입니다. 식이섬유는 대변의 양을 증가시키고, 변을 무르게 하며, 대장 통과 시간을 단축하여 복통을 감소시키는 등 변비를 완화해 주기 때문입니다. 다만 가스가 많이 차는 과민대장증후군 환자들이 지나치게 섬유소를 많이 먹으면, 특히 양배추, 콩류가 가스를 많이 형성해 증상을 악화시킬 수 있습니다.

식이섬유가 많은 음식

A. 사과

사과는 식이섬유가 풍부해 장내의 유익균을 증가시켜 장운동을 활발하게 하는 효능이 있습니다. 사과 껍질에는 펙틴이라는 불용성 식이섬유가 풍부하므로 변비를 예방하며, 체중 조절, 각종 성인병 예방 및 콜레스테롤을 배출하여 줍니다.

B. 양배추

양배추는 소화 질환에 좋은 음식으로 식이섬유가 풍부해 장운동을 활발하게 하여 배변 활동을 도와주고 포만감을 높여주기 때문에 살을 빼는 데에도 매우 탁월한 식품입니다.

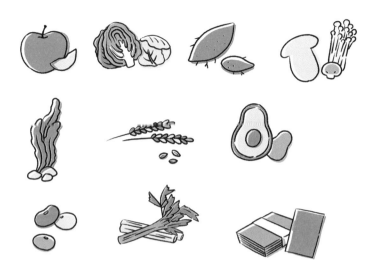

C. 고구마

고구마는 식이섬유가 풍부한 대표적인 음식으로 열량이 낮고 포
만감은 높여주기 때문에 체중 관리에 효과적이며 장운동을 활발하
게 하여 변비를 예방합니다. 고구마에 함유된 얄라핀(Jalapin) 성분은
장운동을 촉진해 배변을 원활하게 하여 변비를 개선하는 데 도움을
줍니다.

D. 버섯

버섯은 양배추의 두 배가 넘는 식이섬유가 들어 있어서 변비 예방
과 체중 관리에 최적화된 음식입니다.

E. 미역

미역은 고구마보다도 16배가 넘는 식이섬유를 함유하고 있고 수용성 식이섬유인 알긴산(Alginic acid)이 풍부해 장내 유해균을 없애주고 유익균을 증가시켜 장 건강에 좋습니다.

F. 귀리

귀리에는 수용성 식이섬유인 베타글루칸(Beta-glucan)이 풍부하게 들어 있어 혈관에 노폐물이 쌓이는 것을 막아 나쁜 콜레스테롤을 없애주며 콜레스테롤 수치를 낮춰줍니다.

G. 아보카도

아보카도에는 불포화지방산과 더불어 식이섬유가 한 개에 10g이나 들어 있어 하루 표준치를 아보카도 두 개로도 충분히 해결할 수 있습니다.

H. 콩

콩은 불용성 식이섬유가 풍부해 포만감을 높여주고 성인병, 다이어트에도 매우 좋은 음식입니다.

I. 셀러리

셀러리는 쓴맛과 달리 식이섬유가 풍부해 장내의 환경을 개선하고 배변 활동을 도와주어 변비를 막아줍니다.

J. 김

김은 미역과 같은 해조류이기 때문에 식이섬유가 매우 풍부하게 들어 있고 오메가3, 불포화지방산도 풍부해 변비, 성인병, 빈혈 등 많은 질병을 예방하는 데 도움이 됩니다.

K. 당근

당근에는 식이섬유가 풍부하게 함유되어 있어 장운동을 도와주고, 장 기능을 정상적으로 도와주는 비피두스 인자가 있어 변비와 기능성 장 질환에 도움이 됩니다.

L. 매실

매실은 대표적인 알칼리 식품으로, 해독 작용을 하는 카테킨산 (Catechin acid)을 함유해 장내 살균성을 높여 장의 염증을 예방하고 소화액을 촉진해 소화불량 해소, 배탈 등 위장장애와 장의 연동 운동 개선에 효과가 좋습니다.

M. 통곡물빵

통곡물빵은 변을 부드럽게 만들어 주고 배변의 빈도를 증가하게 하여 심한 변비를 해결하는 데 도움이 됩니다.

N. 녹색 채소

녹색 채소는 식이섬유가 풍부하고 비타민 C, K 및 엽산의 함량이 높아 변의 부피와 무게를 증가시켜 배변을 원활하게 도와줍니다.

O. 무화과

무화과는 식이섬유가 많아 음식물의 대장 이동 속도를 높여주어 배변 습관을 규칙적으로 해주고 소화 기능 개선에도 효과적입니다.

P. 배

배는 다른 과일에 비해 과당과 소르비톨(Sorbitol) 함량이 높은데, 소르비톨은 체내에 흡수가 잘되지 않기 때문에 물을 장으로 가져와서 배변을 원활하게 해주는 도움을 줍니다.

사상체질 식이요법

　앞에 언급한 식품들은 사상체질과는 관계없이 과민대장증후군 환자들이 일반적으로 지켜야 할 식품 분류입니다. 따라서 설사형, 변비형에 좋다고 알려진 식품대로 골라 섭취를 하였는데 어떤 사람에게는 거꾸로 증상을 악화시키는 부작용을 일으키는 경우가 간혹 있습니다. 즉 증상을 악화시키는 음식과 먹으면 편안해지는 음식이 개인에 따라 다르다는 것입니다. 이런 현상이 생기는 것은 과민대장증후군이란 특정 질환에 유익하고 해로운 식품과 관계없이 본래 그 사람이 가진 체질 특성에 따라 각기 유익하고 해로운 음식들이 모두 다르기 때문입니다.

사상의학에서는 체질에 따라 몸에 유익하고 해로운 식품군들이 각기 따로 정해져 있습니다, 그런데 체질에 따른 식품 분류는 평소 건강을 유지하기 위해 가려야 하는 분류고, 일단 질병에 이환되어 몸이 병적 상태가 되면 자기 체질에 맞는 음식으로 분류된 식품이라도 좋지 않게 작용할 수 있습니다. 예를 들어 수박, 참외, 맥주 같은 찬 음식들은 소양인에게 이로운 식품으로 분류되지만 과민대장증후군의 설사증으로 고생하고 있다면 치료가 끝날 때까지 피해야 합니다. 따라서 개인의 특성들을 고려하여 식사 일지를 작성해 증상을 악화시키는 음식물이 있다면 먹지 않는 등 실제 경험을 통해 불편을 느끼고 안 좋은 식품들은 피하는 것이 현명합니다.

　A. 태양인
　• 몸에 맞는 식품
　　곡물류: 메밀, 냉면
　　채소류: 순채 나물, 솔잎
　　과일류: 포도, 머루, 다래, 감, 앵두, 모과, 송화(가루)
　　어패류: 새우, 조개류(굴, 전복, 소라), 오징어, 문어, 게, 해삼, 붕어

　• 몸에 맞지 않는 식품
　　기름지고 느끼한 음식, 맵고 성질이 뜨거운 음식, 지방질이 많

은 음식

B. 소양인

• 몸에 맞는 식품

곡물류: 쌀, 보리, 통밀, 녹두, 들깨, 메밀, 팥, 검은콩, 검은깨

채소류: 오이, 배추, 양배추, 숙주나물, 아욱, 셀러리, 상추, 알로에

과일류: 수박, 산딸기, 포도, 참외, 바나나, 파인애플, 배, 딸기,

키위

육　류: 돼지고기, 오리고기

어패류: 새우, 게, 해삼, 오징어, 낙지, 조개, 광어, 도다리, 전복,

가오리, 굴

기　타: 포도주, 맥주, 냉면, 녹차, 키토산, 버섯류

• 몸에 맞지 않는 식품

곡물류: 옥수수, 찹쌀, 차조, 수수, 율무, 현미

채소류: 감자, 당근, 부추, 생강, 파, 양파, 고추, 고구마, 겨자, 카레

과일류: 사과, 귤, 레몬, 오렌지, 복숭아, 대추, 석류

육　류: 닭고기, 염소고기, 노루고기, 꿩고기, 개고기, 참새고기

어패류: 장어, 뱀, 미꾸라지

기　타: 꿀, 카레, 참기름, 인삼, 보드카, 고량주

C. 태음인

• 몸에 맞는 식품

곡물류: 쌀, 찹쌀, 현미, 수수, 강낭콩, 옥수수, 율무, 참깨, 땅콩

채소류: 무, 토란, 연근, 표고버섯, 더덕, 마, 칡, 도라지, 당근,
　　　　감자, 고구마, 호박, 마늘, 양파

과일류: 밤, 호두, 은행, 살구, 자두, 잣, 배, 도토리, 사과

육　류: 소고기

어패류: 청어, 장어, 미꾸라지, 상어, 쏘가리

기　타: 녹용, 우유

• 몸에 맞지 않는 식품

곡물류: 메밀, 팥, 보리, 검은깨, 들깨

채소류: 상추, 시금치, 배추, 컴프리, 송이버섯

과일류: 포도, 머루, 다래, 앵두, 파인애플, 무화과, 바나나, 모과,
　　　　망고

육　류: 돼지고기, 오리고기

어패류: 조개류, 멍게, 새우, 게, 오징어, 문어, 낙지

기　타: 포도주, 맥주, 코냑, 초콜릿

D. 소음인

• 몸에 맞는 식품

곡물류: 쌀, 찹쌀, 강낭콩, 완두콩, 옥수수, 차조, 현미

채소류: 감자, 당근, 부추, 마늘, 생강, 파, 양파, 고추, 고구마, 겨자, 마늘

과일류: 사과, 귤, 레몬, 오렌지, 복숭아, 대추, 토마토

육　류: 닭고기, 염소고기, 개고기, 소고기, 노루고기, 양고기

어패류: 장어, 미꾸라지

기　타: 인삼, 꿀, 로열젤리, 카레

• 몸에 맞지 않는 식품

곡물류: 보리, 녹두, 들깨, 밀, 메밀, 팥, 검은깨, 검은콩

채소류: 오이, 배추, 양배추, 숙주나물, 아욱, 셀러리, 알로에

과일류: 수박, 딸기, 포도, 감, 배, 키위, 참외, 바나나,

육　류: 돼지고기, 오리고기

어패류: 새우, 게, 해삼, 오징어, 문어, 낙지, 조개류, 광어, 굴, 멍게

기　타: 포도주, 맥주, 냉수, 얼음, 사우나

건강과 젊음은 잃고 난 뒤에야 그 고마움을 알게 된다.

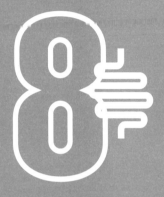

치료 이외의 섭생법

병의 원인을 찾아 치료하는 것보다
병에 걸리지 않도록 사전에 예방하는 것이 좋다.

- 스티븐 코비

도움 되는 생활 습관

A. 설사형 과민대장증후군

• 복이나 의복을 관리하여 배를 늘 따뜻하게 한다.

• 틈틈이 복부를 따뜻하게 찜질해준다.

• 종아리를 마사지하면, 복부의 근육들이 함께 풀려 긴장 상태를 해소할 수 있다.

• 충분한 수면 시간을 유지한다.

• 충분한 휴식을 취하고 몸을 따뜻하게 하면서 과로하지 않는다.

• 불안하거나 공포감이 들지 않도록 마음을 편안하게 한다.

• 하루에 적어도 8잔의 물을 마신다.

• 입이 마를 때에는 물을 조금씩 마시면서 입을 축이는 정도면 충

분하다.

- 기름지거나 맵고 자극적인 음식을 삼간다.
- 한여름에는 차가운 음식 섭취를 최소화한다.
- 알코올 및 탄산음료 섭취는 증상을 악화시킬 수 있으므로 줄인다.

B. 변비형 과민대장증후군

- 장운동에 도움이 되도록 조깅, 걷기, 스트레칭 등을 한다.
- 꾸준한 유산소 운동은 복부 팽만감, 변비, 복통 등을 달래는 데 도움이 된다.
- 배에 힘을 주는 연습을 통해 배변 시 힘이 잘 들어가도록 하여 장의 운동 능력을 개선한다.
- 충분한 수면 시간을 유지한다.
- 규칙적인 배변 습관을 기르고, 규칙적으로 잠자리에 든다.
- 열이 나면서 땀이 나고 더위를 느끼는 경우에는 몸을 시원하게 해준다.
- 심리적인 안정과 정신적인 스트레스 해소를 위해 노력한다.
- 수분이 많이 포함된 과일과 채소 그리고 물을 충분히 섭취한다.
- 장내 가스를 발생시키는 음식과 탄산음료를 피한다.
- 식이섬유가 풍부한 채소를 익혀서 섭취한다.

장이 건강해지는 운동법

A. 누워서 발 보기

발끝을 모으고 똑바로 누운 상태에서 양팔은 몸통에 가지런히 붙인다. 손바닥은 바닥을 향하게 하고, 천천히 고개를 들어 발끝을 바라본다. 10초간 지속한 뒤 다시 천천히 고개를 내려 10초간 휴식한다. 5회 이상 반복한다.

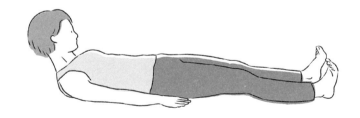

B. 허리 들기

발끝을 모으고 똑바로 누워 양팔은 몸통에 가지런히 붙인다. 손바
닥은 바닥을 향하게 하고, 허리 부분만 힘을 주어 위로 들어 준다. 이
때 발등을 펴면 자연스럽게 허리를 올릴 수 있다. 허리를 위로 올린
자세로 10초간 유지한다. 5회 이상 반복 시행한다.

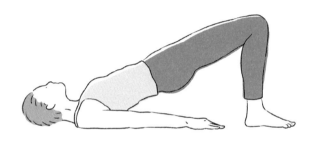

C. 허리 바닥에 붙이기

똑바로 누운 상태에서 배에 힘을 주고 바닥으로 밀어 허리가 바닥
에 붙게 한다. 이때 발끝을 세우면 허리를 바닥에 붙이기 쉽다. 허리
를 바닥에 붙이고 10초간 유지한다. 5회 이상 반복 시행한다.

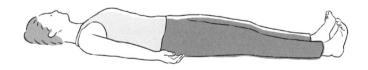

D. 다리 들어 올리기

똑바로 누워 다리를 직각으로 들어 올린다. 이 자세를 5초간 유지한 뒤 다시 직각으로 내린다. 이때 다리는 바닥에 닿지 않게 한다. 다리와 바닥의 거리가 적을수록 배에 힘이 많이 들어간다. 5회 이상 반복한다.

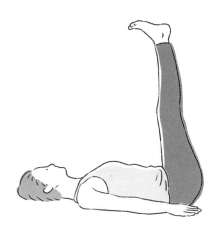

E. 무릎 구부리고 다리 들어 올리기

똑바로 누워 무릎을 약간 구부린다. 양손은 편안하게 바닥에 내리고, 무릎을 구부린 채 다리를 가슴 쪽으로 끌어당겨 5~10초 유지한다. 그런 다음 다시 천천히 처음 상태로 돌아온다.

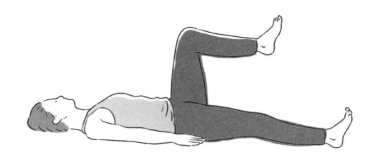

F. 무릎 굽혀서 잡기

똑바로 누워 한쪽 다리의 무릎을 굽히고 양손으로 무릎 아래를 잡는다. 고개를 약간 들면서 엉덩이가 들리도록 다리를 가슴 쪽으로 잡아당긴다. 10초간 유지한 후 반대쪽 다리도 같은 방법으로 시행한다. 5회 이상 반복한다.

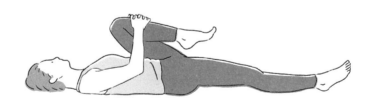

다리는 어깨너비로 벌리고, 양팔은 자연스럽게 옆으로 편다. 상체를 굽히면서 왼쪽 손끝을 오른쪽 발에 댄다. 다시 원래 자세로 돌아와 양손을 허리에 대고 허리를 뒤로 젖힌다. 그런 다음 상체를 굽히며 오른쪽 손끝을 왼쪽 발에 댄다. 이 동작을 5~10회 반복한다.

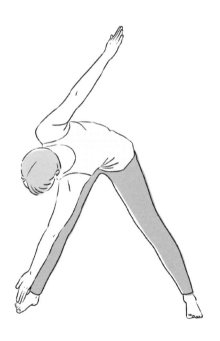

H. 다리 굽혀 펴기

무릎을 구부리고 양손을 바닥에 댄다. 왼발을 뒤로 쭉 펴고 배를 당기면서 가슴을 편다. 반대쪽도 실시한다.

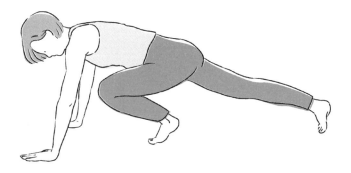

9흠

과민대장증후군의
심리 치료

인간의 근본은 심(心)이며 그것이 심신으로 발전한다.

− 이제마

감정과 과민대장증후군의
상호 관계

    분노, 불안, 우울 같은 부정적 감정들은 과민대장증후군의 특징 중 하나인 뇌장 상관관계의 기능 장애에서 중요한 요인으로 작용합니다. 부정적 감정이 있는 환자나 걱정이 많거나 불안, 긴장감이 높은 사람, 수줍음을 잘 타는 등의 기질적 특성을 가진 사람은 내장 감각의 예민성이 두드러지고 통증을 더 느끼는 것으로 알려져 있습니다. 연구에 의하면 분노의 감정이 과민대장증후군 환자에서 결장의 운동성을 증가시키는 반면, 분노 감정의 억제는 위장 배출의 시간 지연과 장 통과 시간의 지연과 관련이 있다고 합니다. 이러한 감정과 과민대장증후군의 상관성은 설사나 변비가 심리 상태와 연관성이 있고 치료에 약물뿐 아니라 심리적 접근이 도움이 될 수 있음을 알게 해줍니다.

심리 치료

    과민대장증후군의 환자들에게 약물 치료나 생활 관리 같은 비약물 치료로도 만족할 만한 효과가 없는 경우 심리적 평가와 심리 치료가 필요할 수도 있습니다. 과민대장증후군은 분노, 불안, 우울, 공포, 슬픔, 죄책감, 혐오 같은 부정적 감정과 삶에 대한 불만족, 낮은 자존감, 자기 성찰적 경향, 비관주의 같은 정서에 의해 발생하고 악화합니다. 따라서 과민대장증후군의 발병 원인과 감정, 정서, 스트레스와의 연관성을 이해하고 이에 대한 효율적 대처방식을 찾는 방법으로 약물 치료 외의 심리 치료가 도움이 됩니다. 특히 심리 치료에 효과적인 반응을 보이는 과민대장증후군 환자는 설사, 변비가 신경 정신과적 원인과 연관이 있는 경우입니다.

심리 치료로는 인지행동 치료, 최면 치료, 긴장 이완 훈련, 역동적 또는 대인관계 정신 치료 등이 있습니다. 이러한 인지 치료, 스트레스 조절 훈련, 우발성 조절, 이완 기법, 교육, 바이오피드백, 주장 훈련, 통증 훈련, 배변 습관 훈련 등은 과민대장증후군 완화에 효과가 있는 것으로 알려져 있습니다. 대인관계 정신 치료 또는 역동적 정신 치료는 대인관계에서 어려움을 겪고 있거나 신체적 또는 성적 학대를 받은 경우, 또는 자책감을 느끼는 환자에게 많이 적용됩니다.

A. 점진적 근육 이완법(Progressive Muscle Relaxation)

PMR은 일종의 근육 이완 요법으로 미국의 정신과 의사인 에드먼드 제이컵슨(Edmund Jacobson, 1888~1983)이 정서적, 심리적 문제로 생기는 신경 근육 긴장의 치료를 위해 개발했습니다. 이후에 번스타인(Bernstein Borkovec) 등이 근육을 머리, 목, 복부 등 16개 근육군으로 나눠 위에서 아래 혹은 반대로 점진적 긴장과 이완을 반복하는 방법으로 개량했습니다.

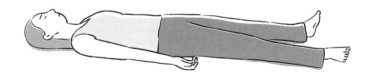

이 방법은 항진된 교감신경을 감소시키고 부교감신경 기능을 증가시켜 스트레스를 줄이는 것으로 심리적 요인이 관여된 과민대장증후군 환자에게 적용될 수 있습니다. 육체가 긴장에서 벗어나 이완되면 마음도 이완됩니다. 점진적 이완 요법을 진행하면서 자신의 감정, 생각, 몸에 집중하되 신속한 효과에 대한 지나친 기대나 몸의 변화에 섣부른 판단을 하는 것은 삼가는 것이 중요합니다.

• 방법

신체 각 부분에 의식적으로 힘을 주어 근육을 긴장시켰다가 이완시키는데 이는 긴장과 이완의 차이를 명확히 알기 위해서입니다. 의자나 침대, 소파에서 편안한 자세를 취하고 조용하고 편한 환경에서 일정한 시간에 규칙적으로 시행합니다. 신체를 임의로 조절하겠다는 능동적, 의도적인 시도는 하지 말고 관찰자적 입장에서 수동적인 태도를 유지합니다.

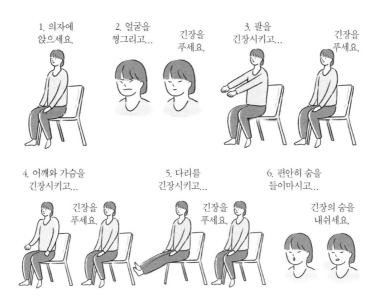

1. 의자에 앉으세요.
2. 얼굴을 찡그리고... 긴장을 푸세요.
3. 팔을 긴장시키고... 긴장을 푸세요.
4. 어깨와 가슴을 긴장시키고... 긴장을 푸세요.
5. 다리를 긴장시키고... 긴장을 푸세요.
6. 편안히 숨을 들이마시고... 긴장의 숨을 내쉬세요.

① 오른손

   - 오른손에 힘을 주어 주먹을 꽉 쥐고 근육의 긴장을 느낍니다.

   - 천천히 풀면서 이완감을 느낍니다.

   - 몇 초 동안 이완하면서 편안히 숨을 쉬며 이완감을 느낍니다.

   - 3번 반복합니다.

② 왼손

   - 왼손에 힘을 주어 주먹을 꽉 쥐고 근육의 긴장을 느낍니다.

   - 천천히 풀면서 이완감을 느낍니다.

- 위와 동일

③ 오른팔

- 오른팔에 힘을 주어 구부려 오른팔 이두근의 긴장을 느낍니다.
- 천천히 풀면서 팔의 이완감을 느낍니다.
- 위와 동일

④ 왼팔

- 왼팔에 힘을 주어 구부려 왼팔 이두근의 긴장을 느낍니다.
- 천천히 풀면서 팔의 이완감을 느낍니다.
- 위와 동일

위와 같은 요령으로 신체 각 부분의 긴장, 이완을 반복합니다. 신체 말단부터 먼저 시작하거나 얼굴을 포함한 위로부터 아래로도 할 수 있습니다. 좌우를 나눠서 하기도 하고 좌우 동시에 할 수도 있습니다. 이 방법의 핵심은 몸 일부분을 이완시키는 방법을 습득하는 것입니다. 적극적 점진 이완법의 핵심은 근육에 힘을 주어 긴장시켰다가 긴장을 인식한 후에 힘을 빼서 상대적으로 차이가 나는 이완의 상태를 유도하는 것입니다. 이와 같은 요령으로 본인의 상황에 맞게 수정하거나 추가해서 몸의 필요한 부분에 이완 요법을 실행하면 효과가 있습니다.

B. 자율훈련법(Autogenic Training)

점진적 근육 이완법(PMR)은 미국에서 연구됐지만, 자율훈련법은 유럽에서 발전되었습니다. 독일의 대뇌 생리학자 오스카 후옥트(Oscar Vogt, 1870-1959)는 자기최면이 피로, 긴장, 두통의 해소와 같은 기분의 안정뿐 아니라 에너지 축적 등 신체 능력 증진과 건강 회복에 효과가 있는 것을 발견했습니다.

이에 자극받은 독일의 요하네스 하인리히(Johannes Heinrich Schultz, 1884-1970)는 연습으로 자신의 힘으로 심신의 이완을 체계적으로 진전시키면 정신과 신체에 나타나는 증상을 비롯해 신경증이나 정신병 등 신경·심리 치료에 이르기까지 유용성이 큰 것을 발견하였습니다. 그 후 그는 오랜 임상과 실험을 거쳐 자율훈련법을 만들었습니다.

자율훈련법은 자기암시를 이용하는 점에서는 기존의 자기최면과 비슷하지만, 개인의 수동성 및 치료 전문가에 대한 의존성을 최소화할 방법을 개발했다는 점에서 차이가 있습니다.

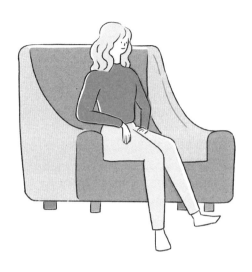

• 준비 자세

침대나 이불 위에서 위를 보고 누워 양팔을 가볍게 펴고 양발을 조금 벌립니다. 무릎이나 팔꿈치는 긴장을 느끼지 않을 정도로 굽히는 것이 좋습니다. 의자나 소파에 앉아서 할 때는 편안히 깊게 앉아 양팔은 무릎 위에 놓거나 허벅지 위에 자연스럽게 놓습니다. 양발은 어깨 정도의 넓이로 벌리고 발은 마룻바닥에서 떨어지지 않게 합니다. 머리 위치는 앞으로 늘어뜨리거나 힘을 뺀 상태로 합니다.

• 표준공식

자율훈련법을 시행할 때 처음에는 표준공식을 연습합니다. 준비 자세에서 가볍게 눈을 감고 2~3회 깊은 심호흡을 합니다. 그리고 '기분이 편안히 안정되어 있다'라는 말을 속으로 천천히, 조용히 되풀이하며 기분이 안정된 상태에서 다음 표준공식을 연습합니다.

〈자율훈련법의 단계별 연습 공식〉

① 양쪽 손발이 무겁다. (근육 이완)

② 양손, 양발이 따뜻하다. (혈관 이완)

③ 심장이 조용히 뛰고 있다. (심박 조율)

④ 편하게 호흡하고 있다. (호흡 조율)

⑤ 복부가 따뜻하다. (복부 이완)

⑥ 머리, 이마가 시원하다. (감정의 정화)

공식 ①은 근육 이완 연습으로 먼저 오른손부터 시작하는데, '오른손이 대단히 무겁다'라는 말을 머릿속에서 천천히, 조용한 속도로 되풀이합니다. 주의할 점은 빨리 마음을 안정시키려 한다든가, 무겁게 해야겠다든가 등 서두르지 말아야 합니다. 의식적으로 노력하면 반대로 긴장이 되기 때문입니다. 이 방식으로 오른손 근육이 긴장에서 풀어진 이완 상태를 체험하면 왼손을 하고, 계속해서 오른발, 왼발로 똑같은 감각이 넓혀지도록 연습합니다. 처음에는 5분 정도로 하고 점차 5~10분으로 연장합니다. 보통 하루에 3회, 아침·점심·저녁 실시합니다.

연습이 한 번 끝나면 반드시 해제 동작을 해야 합니다. 그렇지 않으면 근육 이완이 나중까지 계속되어 기분이 좋지 않은 일도 있기 때문입니다. 양손을 꼭 쥐고 조금씩 힘을 넣어서 양팔을 5~10회 정도 강하게 오므렸다 폈다 하면서, 크게 등, 허리 등을 쭉 뻗는 것 같이 2~3회 심호흡을 되풀이하면서 눈을 뜹니다. 하나의 연습을 빨리 잘할 수 있게 되면 다음 연습으로 들어가는데, 주의할 점은 반드시 먼저 공식에 새로운 공식의 연습을 첨가해 가야 하는 것입니다.

공식 ②는 따뜻한 느낌의 연습으로 요령은 공식 ①과 같습니다. 방법은 공식 ①에 더해서, '기분이 대단히 차분해지고 있다 → 양손, 양발이 무겁다(수회) →기분이 대단히 차분해지고 있다 → 오른손이 따뜻하다'와 같이합니다.

공식 ③은 심장 조정 연습으로 '심장이 대단히 조용히 규칙적으로 뛰고 있다'를 첨가합니다.

공식 ④는 호흡 조정의 연습으로 '편안히 호흡하고 있다'를 덧붙입니다.

공식 ⑤는 복부의 연습으로 '위(胃)의 부위가 따뜻하다'를 덧붙입니다. 이것은 위의 표면에 있는 내장을 지배하는 신경총에 작용하여 내장의 따뜻한 감을 가져오도록 함과 동시에 내장의 활동을 촉진하는 것을 목적으로 한 것입니다.

공식 ⑥은 감정 정화 연습으로 '이마가 서늘하다'를 첨가합니다.

이와 같은 자율훈련법은 일견 자기암시법과 같아 보이지만, 사실상 신체적 기반을 가진 심리·생리학적인 치료법입니다. 즉 대뇌피질과 간뇌와의 상호작용을 변화시켜서 그때까지 충분히 발휘되지 못했던 자기조정의 능력을 증진할 수 있도록 하는 것입니다.

이상의 자율훈련법은 대개는 3개월에서 6개월 이내에 전 공식이 끝나게 됩니다. 처음 두 가지 수족 이완과 따뜻함을 제대로 할 수 있다면 공식 ③ 이하를 합친 전신의 조화와 심신의 조정은 쉽게 될 것입니다.